Heidrun Müller-Braun

Chromosontherapie und Heliosmeteranalyse

Die Chromosontherapie und die Heliosmeteranalyse

Natürlich gesund
mit der Energie von Farben, Klängen und Schwingungen

Heidrun Müller-Braun

unter Mitwirkung von Matthieu Braun

Es gibt viele Krankheiten, aber nur eine Gesundheit.
Ludwig Börne

Um diese wiederherzustellen, sind vielerlei Wege möglich, oft ist aber nur ein einziger Weg nötig.

Gesundheit ist nicht alles, aber ohne Gesundheit ist alles nichts.
Arthur Schopenhauer

Impressum

Für die Rechte in allen Sprachen
Autor: Heidrun Müller-Braun
Co-Autor Matthieu Braun

1. Auflage

Layout: Matthieu H. Braun
Bilder: S.25 + S.29, Stiftung Père Galloo Schweiz
S.26, S.30, S.33, und S.36 Matthieu Braun
Druck und Bindung: Verlag T. Lindemann, Offenbach
Printed in Germany
ISBN 978-3-9812825-2-8

Die Deutsche Bibliothek – CIP
Einheitsaufnahme
Müller-Braun, Heidrun
Die Chromosontherapie
und die Heliosmeteranalyse

Natürlich gesund mit der Energie von Farben, Klängen und Schwingungen

1. Auflage
Arciswest-Verlag, Monschau, 2018
Inh. Matthieu Braun
ISBN 978-3-9812825-2-8

Inhaltsverzeichnis

Überblick

In dieser Publikation, die auf der Basis der Kurse zur Ausbildung zum diplomierten Chromosontherapeuten sowie auf der Grundlage eigener langjähriger Praxiserfahrungen entstanden ist, soll ein universelles, sanftes, nicht-invasives energetisches Heilverfahren vorgestellt werden, die Chromosontherapie, die mit einem Gerät, dem Chromoson Perpetuum Robur®, durchgeführt wird.

Das Besondere an dieser Methode ist, dass es sich um ein Verfahren handelt, das Energien ins Gleichgewicht bringen, Über- und Unterenergien ausgleichen und sogar Energie zuführen kann, - besonders wichtig im Falle von Erschöpfungszuständen und Burnout -, und zwar auf rein natürliche Weise, mechanisch, ohne Verwendung einer Stromquelle und nebenwirkungsarm. Die Chromosontherapie ergänzen spezielle Produkte, die Chromosonical Products, hochenergetische Hydrolate aus biologischen Pflanzen und Blumen, ohne Alkohol und ohne Konservierungsstoffe.

Weiterhin ergänzt seit der Jahrtausendwende ein energetisches Diagnosegerät, der Heliosmeter Vibratio Aeternus®, die Chromosontherapie. Mit Hilfe des Heliosmeters kann die „energetische Struktur des Menschen" aufgefunden werden, die eine wichtige Hilfe bei der Erkennung von Ursachen und Hintergründen einer Erkrankung ist und eine holistische Betrachtensweise beinhaltet, die nicht nur den Körper, sondern auch Geist und Seele mit einschließt.

Das vorliegende Buch wurde auf der Basis des bisher unveröffentlichten Manuskripts „Die Chromosontherapie mit dem Chromoson Perpetuum Robur®" geschrieben.

Es enthält eine ausführliche Beschreibung der Chromosontherapie und ihrer Philosophie und Hintergründe und wurde bei der Ausschreibung für den Stiftungspreis der Stiftung Deutscher Heilpraktiker 2014 eingereicht und mit einem Anerkennungsschreiben bedacht und richtet sich vor allem an Therapeuten und an ganzheitlich und naturheilkundlich interessierte Laien.

An dieser Stelle geht unser besonderer Dank an die Präsidentin der Stiftung Père Galloo, die gleichzeitig auch die Leitung des Ausbildungszentrums EIEHT (European Institute for Education in Holistic Therapy) innehat. Die jahrelange Ausbildung unter ihrer Obhut sowie ihre Begleitung in der Therapie hat die Entstehung der vorliegenden Publikation ermöglicht. Nochmals ganz herzlichen Dank!

Vorwort

In unserer heutigen Zeit explodieren die Kosten für das Gesundheitswesen, das dabei ist, sich zu einer regelrechten „Gesundheitswirtschaft", zu verändern, bei der oftmals nicht mehr der kranke Mensch und die Linderung, Besserung und Genesung seiner Beschwerden und Leiden im Mittelpunkt steht, sondern das bisweilen nur der Befriedigung wirtschaftlicher Interessen dient. Verwaltung und Dokumentation scheinen wichtiger als der Patient, der zwar einerseits im Mittelpunkt, aber damit auch allen im Wege steht.

Leidtragende dieser Entwicklung sind ganz offensichtlich einerseits die Patienten, doch andererseits auch die Behandler wie Ärzte, Physiotherapeuten, (freie) Hebammen etc.

Sie alle würden lieber ihre Zeit dem Patienten selbst zur Verfügung stellen als sich auf die Metaebene (Dokumentation über den Patienten) konzentrieren zu müssen. Das eigentliche Ziel, die Heilung und Genesung des Menschen, wie es ja auch im Hippokratischen Eid heißt, scheint bei dieser Entwicklung mitunter aus dem Blickfeld zu geraten.

In der **Naturheilkunde**, wie sie vom Heilpraktiker ausgeübt wird, ist man glücklicherweise diesen o.g. Zwängen weniger ausgeliefert, kann sich mehr Zeit für den Patienten nehmen und eher patientenorientiert arbeiten. Oftmals scheint es aber auch hier mehr um die Behandlung des ganzen Körpers als um die Behandlung des ganzen Menschen, des Menschen als holistischem Wesen, zu gehen.

Doch wie kann ein holistischer, ganzheitlicher Weg zur Genesung des Menschen aussehen?

Die Antwort darauf fanden wir, als wir vor 24 Jahren die **Chromosontherapie** kennenlernten, ein ebenso einfaches wie effizientes, klar strukturiertes und universell einsetzbares, sanftes, nicht-invasives energetisches (Heil)verfahren, das sowohl zur Behandlung physischer und psychischer Krankheiten wie auch im Wellness- und Medical-Wellness-Bereich zur Vorbeugung, Aufrechterhaltung und Wiederherstellung der Gesundheit sowie in der ganzheitlichen Naturkosmetik oder im Sport eingesetzt werden kann.

Diese Entwicklung der Chromosontherapie und des dazugehörigen Gerätes, des Chromoson Perpetuum Robur®, ergänzt seit dem Jahr 2000 der Heliosmeter, ein Gerät für die energetische Diagnose, die auch Geist und Seele mit einschließt.

Dieses Gerät dient einerseits dazu, die sogenannte „energetische Struktur" des Menschen aufzufinden wie auch die aktuelle energetische Befindlichkeit eines Menschen zu messen. Diese individuelle energetische Diagnose durch den Heliosmeter kann dann die Grundlage für die Therapie bilden.

Im vorliegenden Manuskript möchten wir diese neuartige Therapiemethode vorstellen, mit der wir in unserer Naturheilpraxis seit 24 Jahren erfolgreich arbeiten und in der wir auch praktisch ausbilden, und die vielfältigen Möglichkeiten der Arbeit mit dem Chromoson Perpetuum Robur® aufzeigen, die bei Menschen aller Altersstufen, vom Kleinkind bis zum Senior, bei chronischen wie akuten, physischen wie psychischen Erkrankungen eingesetzt werden kann, eine Methode, die die Heilkraft aus der Natur nutzt und praktisch nebenwirkungsfrei ist.

Dabei soll auch auf die Möglichkeiten der energetischen Diagnose mit dem Heliosmeter Vibratio Aeternus® eingegangen werden.

Es gibt zwar viele Krankheiten, doch, wie es heißt, nur eine Gesundheit, und so konnten wir immer wieder feststellen, dass viele Krankheitsbilder auf ein energetisches Ungleichgewicht zurückzuführen sind, und die Chromosontherapie, die für eine Energetisierung und Harmonisierung sorgt und das energetische Gleichgewicht (Homöostase) sowohl im physischen wie im psychischen Bereich wiederherstellen und die Selbstheilungskräfte des Menschen anregen kann, ist geeignet, auch unbekannte Beschwerdebilder erfolgreich zu behandeln.

Wir wünschen Ihnen eine anregende Lektüre.

Heidrun Müller-Braun *und Matthieu Braun*

Die Chromosontherapie

Da die Chromosontherapie bereits in den 80-er Jahren des 20. Jahrhunderts entstanden ist und die Entwicklung des Heliosmeters erst in den 90-er Jahren begann und der Einsatz dieses Gerätes erst ab 2000 erfolgte, möchten wir in der vorliegenden Publikation auch chronologisch vorgehen und mit der Darstellung der Chromosontherapie beginnen und dann erst auf die Möglichkeiten der energetischen Diagnose mit dem Heliosmeter eingehen.

Die Entstehung der Chromosontherapie

Die Chromosontherapie ist eine natürliche energetische Therapiemethode, die mithilfe eines Gerätes, dem Chromoson Perpetuum Robur® (kurz: **Chromoson**), durchgeführt wird. Das Wort „Chromoson" leitet sich ab von griech. chroma = Farbe und franz. son = Klang. Die Chromosontherapie wurde in den 80-er Jahren des 20. Jahrhunderts von einer ganzheitlich orientierten Forschergruppe, „Les Sciences Naturelles", den „Natürlichen Wissenschaften", unter der Ägide von Père *Michel Galloo* in Belgien entwickelt. Nach einer 8-jährigen Erprobungsphase wurde diese Methode seit Beginn der 90-er Jahre in diversen Ländern, vor allem in West-Europa, erfolgreich eingesetzt, in Belgien, den Niederlanden, Frankreich, Deutschland, der Schweiz, Italien sowie auch in Venezuela und auf La Réunion.

Die Chromosontherapie ergänzen hochenergetische Pflanzenpräparate, die sogenannten **Chromosonical Products**.

Seit der Jahrtausendwende ergänzt der sogenannte Héliosmètre Vibratio Aeternus® (kurz: **Heliosmeter**), die Chromosontherapie.

Mit seiner Hilfe kann eine energetische Diagnose erstellt werden, die Seele und Geist mit einschließt. Dabei wird eine Analyse der sogenannten „energetischen Struktur" eines Menschen vorgenommen, die Auskunft geben kann über Stärken und Schwächen, sowohl körperlich wie emotional-psychisch.

Dies stellt eine unschätzbare Hilfe in der Durchführung der Chromosontherapie dar, da anhand dessen oftmals die eigentlichen Ursachen und Hintergründe für eine Erkrankung aufgefunden und dann anschließend mit dem Chromoson zielgerichtet und nachhaltig behandelt werden können.

Das Prinzip der Chromosontherapie

Der Chromoson Perpetuum Robur® (kurz: Chromoson) wurde entwickelt, um die Energien wieder ins Gleichgewicht zu bringen. Er kann Energiemangel ausgleichen und das energetische Gleichgewicht des Menschen aufrechterhalten.

Die Grundprinzipien der Chromosontherapie sind Farben, Klänge und Schwingungen.

Aus unserer Umgebung fängt der Chromoson Perpetuum Robur® die Energie von Farben, Klängen und Schwingungen auf, die aus unserem Sonnensystem stammen.

Diese Heilkraft aus der Natur wird durch die drei Pyramiden des Chromoson konzentriert, gemischt und verstärkt, dann über einen Bergkristall, den sogenannten Sonnenkollektor, geleitet und anschließend über die Glocken des Chromoson dem Menschen mit seinen verschiedenen Körpersystemen zugeführt.

Diese Körpersysteme sind: Ausscheidung, Nervensystem, reproduktives System (dem das Hormonsystem, die Zellerneuerung und die Fortpflanzung zugeordnet werden), Herz-Kreislauf-System, Atmungssystem, Verdauungssystem, Knochensystem sowie deren jeweilige Komponenten. Unter den „Komponenten" werden die Emotionen, die Sinne und die geistig-mentalen Fähigkeiten verstanden, jeweils 7 an der Zahl.

Auf diese Weise kann der Chromoson mit seinen 7 Farben, 7 Klängen und 7 Schwingungen das energetische Gleichgewicht im Körper und in der den Körper umgebenden Schutzhülle, der Aura, wieder herstellen.

Das jeweilige Körpersystem mit seinen Komponenten kann nun wieder seine ursprüngliche Funktion aufnehmen und alles kann sich normalisieren.

So können Energiemangel, Über- und Unterfunktionen im stofflichen und im feinstofflichen Bereich ausgeglichen, das energetische Gleichgewicht, physisch wie psychisch, wieder hergestellt und die sieben Körpersysteme in ihrer Funktion gestärkt werden. Beschwerden und Leiden können auf diese Weise gelindert und gebessert werden.

So werden, gemäß der Lehre des vor mehr als 2000 Jahren lebenden griechischen Arztes *Hippokrates*, die Selbstheilungskräfte im Organismus angeregt.

Durch die regenerative Kraft des Chromoson kann das Immunsystem und damit die allgemeine Widerstandsfähigkeit nachhaltig gestärkt werden. Als positive „Nebenwirkung" kann das Nervensystem sich entspannen und das seelisch-geistige Wohlbefinden kann gesteigert werden. Dann kann der Mensch sich wieder fit und vital, ausgeglichen und belastbar fühlen.

Farben und Klänge

Die Wirkung von Farben und Klängen ist schon seit Urzeiten bekannt und wurde in Vergangenheit und Gegenwart immer wieder ausführlich beschrieben.

Die Mayas wussten schon um die heilende Wirkung von Farben und Klängen und arbeiteten mit den Farben des Regenbogens und den Klängen der Planeten, um Menschen zu heilen.

Doch auch in der Bibel finden sich entsprechende Hinweise: So fühlte *Saul* eine große innere Erleichterung, wenn *David* seine Harfe erklingen ließ (1 Samuel 16,22).

Die östliche Medizin arbeitet mit der heilenden Wirkung von Klängen und verwendet dazu die bekannten Klangschalen.

Energetische Therapie

Das Wort „energetisch" wird heute in unterschiedlichen Bereichen und in unterschiedlichen Bedeutungen verwendet. Im Falle der Chromosontherapie wird darunter verstanden, dass auf rein natürliche Weise einem Menschen, seinen 7 Körpersystemen mit deren Komponenten Energie aus der Natur zugeführt wird, und zwar rein mechanisch, ohne Verwendung einer Stromquelle.

Warum energetische Therapie?

Der Mensch braucht z.B. Energie in Form von Ernährung. In der Lehre der Chromosontherapie geht man davon aus, dass der Mensch nicht nur stoffliche Energie, z.B. in Form von Nahrungsmitteln, braucht, sondern auch feinstoffliche Energie aus der Natur, dem Kosmos, dem Universum, um sich energetisch im Gleichgewicht zu halten, anders ausgedrückt, um gesund zu sein und zu bleiben.

Viele Menschen haben das Gefühl, dass sie, wenn sie sich an besonderen Orten in der Natur aufhalten, auftanken und sich regenerieren können.

Ähnlich wie man in der Astrologie davon ausgeht, dass die uns umgebenden Planeten einen Einfluss auf den Menschen haben, geht man in der Chromosontherapie davon aus, dass die uns umgebenden Planeten für den Menschen, energetisch gesehen, eine Rolle spielen. 7 Hauptplaneten umgeben uns und versorgen uns mit Energie, am bekanntesten vielleicht die Sonne und der Mond, über deren Einfluss auf den Menschen schon immer viel geschrieben wurde.

Ebenso haben die 7 Grundfarben, die 7 Farben des Regenbogens, einen Einfluss auf den Menschen.

Die Chromosontherapie im Vergleich zu anderen energetischen Verfahren

Vielerlei (Heil)verfahren gehen davon aus, dass ein energetisches Gleichgewicht für den Menschen von großer Bedeutung ist. Doch es gibt Unterschiede.

Viele Verfahren wenden ein eher materialistisches Energiekonzept an, das sich zwar auf den ganzen Körper, nicht jedoch auf den ganzen Menschen, den Menschen in seiner Ganzheitlichkeit von Körper, Seele und Geist bezieht.

Die Chromosontherapie unterscheidet sich insofern von anderen energetischen Verfahren, als es sich hier einerseits um natürliche Energieschwingungen handelt, die der Chromoson aus dem Kosmos auffängt (s.o.), andererseits können mit Hilfe der Chromosontherapie im Falle von Energieblockaden, Über- und Unterenergien Energien nicht nur ausgeglichen und umverteilt werden, sondern es kann auch auf natürliche Weise dem Menschen Energie zugeführt werden, was nicht nur den ganzen Körper, sondern den ganzen Menschen mit Energie auflädt und sich damit auch auf das Nervensystem, die Psyche und die emotionale Befindlichkeit auswirkt und insofern die „Salutogenese“[1] fördert.

Die Chromosongeräte und die Produkte

Der Chromoson Perpetuum Robur®

Beschreibung des Gerätes

Der Chromoson Perpetuum Robur® (kurz: **Chromoson**) besteht vorwiegend aus Messing und funktioniert rein mechanisch.

Das **Chromosongerät** besteht aus 2 großen fest installierten Pyramiden und einer kleinen farbigen Doppelpyramide, die ausgewechselt werden kann, je nachdem, welche Farbe für die Behandlung benötigt wird.

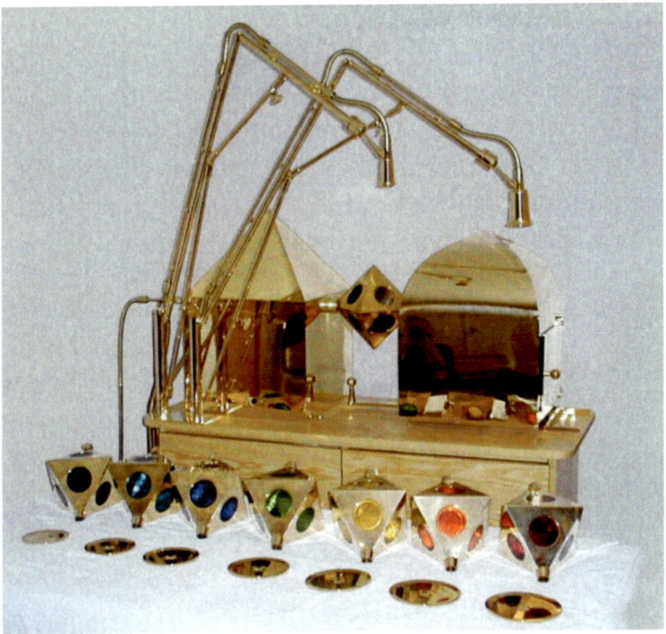

© Stiftung Père Galloo, Schweiz

Auf der rechten Seite befindet sich eine kuppelförmige Pyramide, in der mithilfe eines Mechanismus, der mit der Regelmäßigkeit einer Uhr auf eine Klangscheibe schlägt, Klänge und Schwingungen erzeugt werden.

Diese Energien erreichen dann eine zweite kleinere Doppelpyramide, in die Farbscheiben eingelassen sind. Diese Doppelpyramide hat die Funktion einer Saugpumpe. Sie zieht die Energie an und stößt sie ab und mischt sie mit der Energie der Farben.

Diese Klang-, Schwingungs- und Farbmischungs-energien werden dann zu der dritten Pyramide weitergeleitet, die in ihrer Form der Cheops-Pyramide gleicht.

In ihrem Innern entsteht über einen Resonanzkreis eine Verstärkung der Energien.

Wie seit Urzeiten bekannt ist, können Pyramiden Energie anziehen und in sich konzentrieren. Diese Wirkung wird für die Chromosontherapie genutzt.

Diese hoch konzentrierte Energie läuft dann über einen Bergkristall und wird auf zwei bewegliche Arme verteilt, die jeweils in einer Glocke münden.

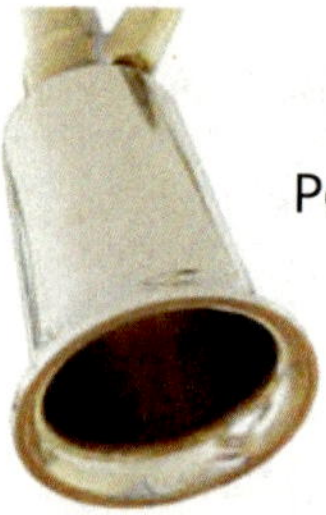

Diese Energien werden über die Arme und die Glocken des Chromoson Perpetuum Robur® den verschiedenen Körpersystemen und ihren Komponenten zugeführt und von den verschiedenen Plexus unseres Körpers aufgenommen.

Die verschiedenen Chromosongeräte

Es gibt 4 verschiedene Chromosongeräte:

1. Chromoson Perpetuum Robur® Standard

für die ganzheitliche Behandlung des Menschen. Er wird eingesetzt zur Behandlung der 7 Körpersysteme und ihrer Komponenten, zur Behandlung physischer und psychischer Erkrankungen, für Wellness- und Medical-Wellness-Behandlungen, ganzheitliche curative Natur-kosmetikbehandlungen, für den Sportler, zur Vorbeugung und Gesunderhaltung.

Für die Behandlung stehen mehr als 100 verschiedene Programme zur Verfügung. Das Basisprogramm ist die Reinigung und Energetisierung der Aura.

2. Hydro-Chromoson

für die hydrotherapeutische Behandlung in Sauna, Sprudelbad und Schwimmbad. Dabei wird ein speziell dafür ausgestattetes Chromoson-Gerät an die Sauna, das Sprudelbad oder das Schwimmbad angeschlossen. Für Sauna und Sprudelbad gibt es Programme für jedes einzelne der sieben Körpersysteme, - also z.B. für das Knochensystem -, die der Stärkung des gesamten Systems dienen, also des gesamten Knochensystems und des gesamten Bewegungsapparates. Die Behandlung ist hervorragend geeignet für Menschen mit akuten und chronischen Beschwerden in diesem Bereich. Hervorragend auch die Wirkung des Sprudelbades nach einem Unfall zur Funktions-wiederherstellung.

Die Anwendung des Sprudelbades bringt besonders Menschen mit Hautkrankheiten wie z.B. Neurodermitis, Psoriasis etc. Besserung und Linderung ihrer Beschwerden.

Die Behandlung im Schwimmbad eignet sich sehr gut zur Stärkung jedes einzelnen Körpersystems und kann bei vielerlei körperlichen Beschwerden, vor allem auch im Bereich des Knochensystems und des Bewegungsapparates, zur Kräftigung von Knochen, Muskeln, Sehnen, Bändern, Gelenken, bei Rheumatismus, Skoliose etc. eingesetzt werden.

Die Therapie im Wasser hat zudem eine tief entspannende Wirkung und ist somit hervorragend geeignet bei nervlicher Anspannung, bei Stress sowie zur Behandlung hyperaktiver Kinder (ADHS). Durch ihre energetisierende Wirkung ist die Therapie im Schwimmbad auch ganz besonders gut geeignet bei Burnout.

3. Tier-Chromoson

für die Behandlung von (Haus)tieren wie Pferden, Hunden, Katzen etc.; er wurde bisher insbesondere für Turnierpferde eingesetzt. Ein erster Tier-Chromoson zur Behandlung von Kleintieren wie Hunden und Katzen ist seit Ende 2013 bei einer Veterinärmedizinerin in der Schweiz im Einsatz.

4. Pflanzen-Chromoson

Er wurde als erstes Chromosongerät entwickelt und wird zur Behandlung von Blumen, Pflanzen und Pflanzenteilen eingesetzt. Da es den Pflanzen - selbst in biologischer Qualität – durch den desolaten Zustand der Natur und unserer Umwelt und die zunehmende Umweltverschmutzung heutzutage immer mehr an Kraft fehlt, werden die Pflanzen, die in der Chromosontherapie eingesetzt werden, mit diesem Gerät behandelt, um sie energetisch aufzuladen und ihnen ihre ursprüngliche Wirkkraft wiederzugeben.

Aus diesen Blumen und Pflanzen werden dann Nahrungsergänzungsmittel hergestellt, die sogenannten Chromosonical Products, hochenergetische Pflanzenextrakte für den Körper und die Psyche.

Die Ausstattung des Chromoson Perpetuum Robur® für die Behandlung des Menschen

Der Chromoson Perpetuum Robur® ist ausgestattet mit 9 Pyramiden, 7 Pyramiden in jeweils einer der 7 Regenbogenfarben - violett, indigo, blau, orange, gelb, grün, rot - sowie einer sogenannten vollen Pyramide und einer Multicolor-Pyramide.

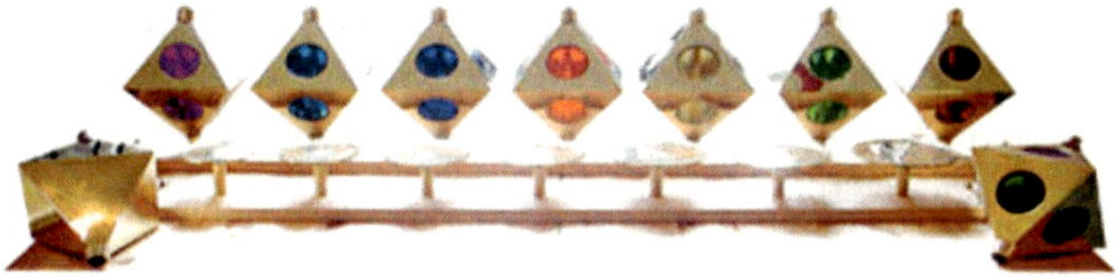

© Stiftung Père Galloo, Schweiz

Hinzu kommen 7 Klangscheiben, die jeweils einen der 7 Klänge einer Tonleiter erzeugen. In jedem Klang sind 7 weitere Klänge enthalten, die für ein geschultes Ohr wahrnehmbar sein können.

Um ein Chromosonprogramm durchzuführen, werden jeweils eine Pyramide sowie eine Klangscheibe benötigt. Ein Behandlungsschema gibt vor, welche Pyramide und welche Klangscheibe für welche Behandlung zu verwenden sind.

Die Chromosonical Products

hochenergetische Nahrungsergänzungsmittel

Die Chromosonical Products sind Hydrolate aus biologischen Pflanzenextrakten. Es gibt Chromosonical Products für den Körper - Bio Mineralis® - und für die Psyche - Aura Flora®.

Durch die Behandlung mit dem eigens für diesen Zweck hergestellten Chromoson sind die Produkte hochenergetisch. Die Chromosonical Products enthalten keinen Alkohol und keine Konservierungsstoffe.

Die Chromosonical Products können ergänzend zur Chromosontherapie in den Therapieintervallen eingesetzt werden und dienen dazu, die Wirkung der Behandlungen zu verstärken und länger aufrechtzuerhalten. Sie können aber auch unabhängig von der Chromosontherapie angewendet werden.

Die Bio-Mineralis®- und Aura-Flora®-Produkte sind auch für Tiere und Pflanzen geeignet.

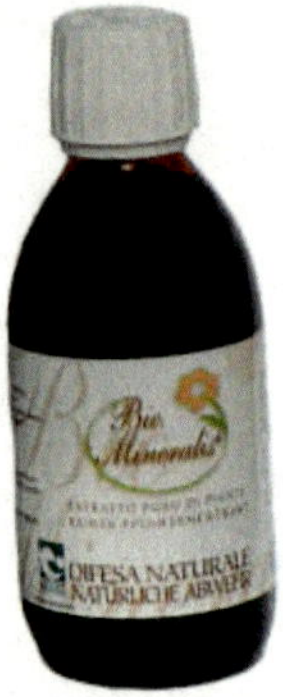

Bio Mineralis®

Die Bio-Mineralis®-Produkte dienen der Stärkung der 7 Körpersysteme. Es gibt ein Bio-Mineralis®-Produkt für jedes Körpersystem, außerdem ein Produkt zur allgemeinen Abwehrstärkung, eines für die Vitalität sowie eines für Hals und Rachen, das man z.B. bei Husten und Hustenreiz einsetzen kann.

BM 1001 – Kreislauf
BM 1003 – Atemwege
BM 1006 – Antistress
BM 1009 – Verdauung
BM 1016 – Wohlbefinden der Frau
BM 1017 – Wohlbefinden des Mannes
BM 1018 - Beweglichkeit
BM 1026 – Reinigung
BM 1042 – Natürliche Abwehr
BM 1044 – Für Hals und Rachen
BM 1095 – Vitalität

Aura Flora®

Die Aura-Flora®-Produkte können zur energetischen Harmonisierung der emotionalen Befindlichkeit eingesetzt werden und wirken wohltuend für und unterstützend auf das emotionale, geistige und mentale Wohlbefinden.

Es gibt 7 Aura-Flora®-Produkte, eines für jede der sieben Hauptemotionen sowie ein achtes namens „vollständige Entspannung", das eine Mischung aus drei Aura Floras® ist und als Erste-Hilfe-Tropfen eingesetzt wird, z.B. bei großer Aufregung und bei Stress, bei Verletzungen, Unfällen etc.

AF 1201 – Lebensfreude
AF 1202 – Stärke
AF 1203 – Wachheit
AF 1204 – Mut
AF 1205 – Gleichgewicht
AF 1206 – Ruhe
AF 1207 – Realitätsbewusstsein
AF 1208 – vollständige Entspannung

Die 7 – positiven und negativen - Hauptemotionen werden später näher erläutert. Die Aura-Flora®-Produkte und ihre Wirkungsweise werden in dem Buch *„Unsere Emotionen - unsere Krankheiten"* (in Vorbereitung) ausführlich beschrieben.

Gele und Öle

Für die äußere Anwendung stehen Gele und Öle und eine wässrige Flüssigkeit zur Verfügung.

Die **Gele** werden im Zusammenhang mit der Chromosontherapie und in Ergänzung und zur Verstärkung der Bio-Mineralis®-Produkte äußerlich angewendet.

Folgende Gele stehen zur Verfügung:

Protect-Gel
Derma-Gel
Kiné-Gel
Circulator-Gel
Vita-Gel

Die **Öle** werden im Zusammenhang mit der Chromosontherapie äußerlich angewendet.

Folgende Öle stehen zur Verfügung:

Entspannungsöl
Atmungsöl
Rheumatismus und Schmerzen.

Zur äußerlichen Anwendung bei Verbrennungen, Wunden, Entzündungen, Aphthen, Sonnenbrand etc. steht eine alkoholfreie **wässrige Flüssigkeit** namens „Reinigung“ zur Verfügung, die auf der Basis von BM 1042 (s.o.) für die äußere Anwendung kreiert wurde.

Der Odorsensus Domus® (OSD)

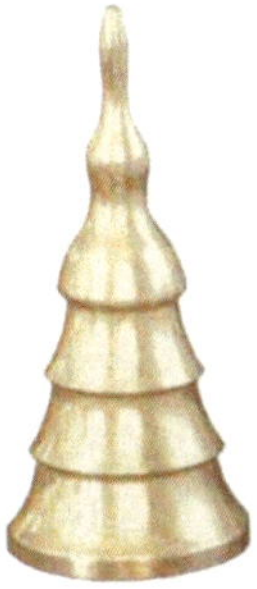

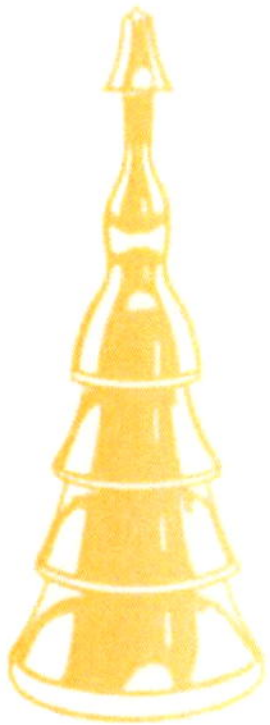

Der **Odorsensus Domus**® ist ein Atomiseur, der durch seine Form die in ihm enthaltene konzentrierte Füllung in seiner Umgebung verteilt.

Er wird eingesetzt in der Therapie, bei der Behandlung erwachsener Menschen, um bestimmte Programme auf diese Weise zu verstärken und ihre Wirkung zu intensivieren.

Der Odorsensus Domus® sowie seine Einsatzmöglichkeiten und Wirkungsweisen werden in dem Buch „Stress im Schlafzimmer" (in Vorbereitung) ausführlich beschrieben.

Warum eine Therapie mit einem Gerät?

Wir möchten das erklären und verdeutlichen am Beispiel der Aura:

Es werden vielerlei Methoden angeboten, um an und in der Aura zu arbeiten.

In der Lehre der Chromosontherapie geht man davon aus, dass es für den Behandler wie für den Behandelten ungünstig ist, mit den Händen im Bereich der Aura zu arbeiten, da man sich mit den dort möglicherweise vorhandenen energetischen Parasiten auch energetisch, emotional etc. „anstecken" kann.

Anders ausgedrückt, der Behandler kann derartige Energien an den zu Behandelnden weitergeben und umgekehrt.

Das gilt auch für andere energetische Behandlungen und sollte aus Sicht der Chromosontherapie in jedem Fall vermieden werden.

Darum ist es aus Sicht der Chromosontherapie wichtig, mit einem Gerät zu arbeiten, um den Behandler und auch den zu Behandelnden vor einer solchen „energetischen Ansteckung" und vor derartigen Störungen zu schützen, denn wer sensibel ist, kann diese Art energetische Belastungen auch spüren und fühlt sich dann nicht gut.

Aus diesem Grunde sollte man die Aura, zum Schutz von Behandler und Behandeltem, mit Hilfe eines Gerätes behandeln. Dies gilt auch für andere energetische Behandlungen.

Daher die Entwicklung und der Einsatz des Chromoson Perpetuum Robur® für die energetische Behandlung des Menschen.

CHROMOSONTHERAPIE UND HELIOSMETERANALYSE

In der Chromosontherapie sollen und können die Ursachen einer Krankheit behandelt werden. Die Hintergründe für eine Erkrankung bzw. für bestimmte Beschwerden und Störungen lassen sich oftmals in der energetischen Struktur des Menschen auffinden und durch die Heliosmeteranalyse erklären.

Während der Chromoson dazu dient, den Menschen zu behandeln, den gesunden Menschen, um Krankheiten vorzubeugen, und den kranken Menschen, um seine Beschwerden zu lindern und zu bessern oder im Idealfall sogar auszuheilen, ermöglicht die Heliosmeteranalyse, physische und psychische Schwachstellen eines Menschen und deren Ursachen und Hintergründe sowie Dispositionen und Veranlagungen zu Krankheiten, Beschwerden und emotionalen Befindlichkeitsstörungen herauszufinden und diese dann mit Hilfe der Chromosontherapie zielgerichtet zu behandeln.

Aber auch die natürlichen Stärken eines Menschen, seine Gaben und Begabungen, können durch die Heliosmeteranalyse herausgefunden werden.

Aktuell bestehende physische und psychische Krankheiten und Störungen, Lern- und Konzentrationsprobleme, Unfall- und Operationsfolgen können dann mit Hilfe der Chromosontherapie behandelt werden.

Schwachstellen können erkannt werden und auch schon präventiv behandelt und energetisiert werden.

Die ganzheitliche energetische Diagnose mit dem Heliosmeter Vibratio Aeternus®

Priester *Michel Galloo* ist nicht nur der Urheber der Chromosontherapie, sondern auch des Heliosmeters. In seinem Buch „Ecclesia catholica - ecclesia principii et finis" schreibt er, dass jeder Mensch eine bestimmte energetische Struktur hat, die man mit Hilfe des Heliosmeters auffinden kann:

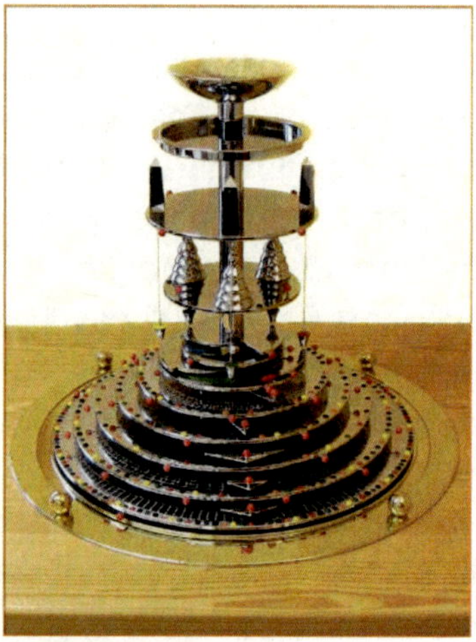

„Ich kann mit einem Apparat beweisen (*Heliosmeter, Anm. der Red.*), dass es möglich ist, den Menschen zu analysieren, von seiner Geburt bis zu seinem Tod.

Jedes Lebewesen folgt solaren Zyklen. Gott gestattet dem Menschen in der heutigen Zeit, durch diese Sonnen den Menschen zu analysieren, von seiner Kindheit an, und zwar über die Sonnenenergien. Dies ist die einzige und wahre Genetik der Energien."

Und weiter sagt er: „Wie Sie auf dem Schema über die energetische Struktur des Menschen bemerken konnten, gibt es 7 Sonnen, die miteinander und untereinander verbunden sind durch die Meridiane, und 7 Farben, die die 7 Körper des Menschen darstellen.

Die negative Energie wird also die gesamte Struktur des Menschen angreifen. Doch darf sie nur angreifen, was Gott anzugreifen zugelassen hat.

Dies befindet sich verschlüsselt im Lebensprogramm des Menschen. Mit Hilfe dieses Programms können wir dank dem Heliosmeter (von griechisch „helios“ = Sonne) Analysen vornehmen und die physischen und die psychischen Krankheiten erkennen, die im Keim vorhanden sind oder sich schon entwickelt haben.“

Für jeden Menschen kann individuell ein sogenanntes Heliosmeterblatt (frz. fiche) erstellt werden, das die energetische Struktur des betreffenden Menschen darstellt.

Jedem der 7 Körpersysteme wird dabei eine der sieben Regenbogenfarben zugeordnet: violett, indigo, blau, orange, gelb, grün, rot.

Mit Hilfe einer solchen Heliosmeteranalyse auf der Grundlage eines individuell angefertigten Heliosmeterblattes für einen Menschen lassen sich bestimmte energetische Strukturen und die damit verbundene Verteilung der Energien feststellen.

So können energetische Störungen, Ungleichgewichte und Schwachstellen herausgefunden werden, welche möglicherweise zu Krankheiten führen können oder schon geführt haben.

Auf diese Weise kann man bestimmte – positive wie negative – Charakterzüge und Eigenheiten, Stärken und Schwächen eines Menschen herausfinden.

Die Heliosmeteranalyse liefert somit wertvolle Hinweise und bildet einen guten Ausgangspunkt und eine gute Grundlage für eine nachhaltige und zielgerichtete Therapie.

Auf diese Weise lässt sich oftmals sehr einfach und dennoch sehr präzise herausfinden, welches die Ursachen, Hintergründe und Zusammenhänge mit einer bestimmten Krankheit oder Störung sind.

Die unterschiedlichen Farben und Farbverteilungen können dem erfahrenen Chromosontherapeuten Rückschlüsse auf Stärken und Schwächen eines Menschen sowohl im emotional-geistigen wie im körperlichen Bereich ermöglichen.

Das Heliosmeterblatt kann aber auch Aufschluss geben über Erbanlagen, genetische Hintergründe und Zusammenhänge, angelegte und erworbene Beschwerden und Leiden im physischen wie im psychischen Bereich.

Der Chromosontherapeut weiß die Strukturen und die Verteilung der Energien zu interpretieren und kann dann seine Erkenntnisse, selbstverständlich im Gespräch mit dem Klienten, zur Grundlage für seine Behandlung machen.

Bei der Befunderhebung werden Beschwerden und Störungen erfragt und mit dem Klienten besprochen und dann mit den Gegebenheiten aus dem Heliosmeterblatt abgeglichen.

Der Chromosontherapeut kann so herausfinden, welche Bereiche und/oder Strukturen angegriffen sind und wie der Behandlungsweg zu Besserung und Linderung und gegebenenfalls sogar zur Behebung der Beschwerden aussehen könnte und anhand dessen einen Behandlungs- und Therapieplan erstellen.

Gesundheits- und Krankheitsbegriff

Gesundheits- und Krankheitsbegriff in der Naturheilkunde

Jeder Krankheit liegt gemäß *Hippokrates* von Kos (460-377 vor Christus) ein gestörtes energetisches Gleichgewicht zugrunde, das zu Disharmonien auf allen Ebenen menschlichen Daseins führen kann. Hippokrates behandelte daher nach dem Prinzip, die Kräfte im Organismus zu stärken, die spontan zur Heilung führen.

Gesundheits- und Krankheitsbegriff in der Chromosontherapie

Auch in der Lehre der Chromosontherapie geht man zurück auf Hippokrates von Kos, der als Begründer der wissenschaftlichen Heilkunde gilt.

Hippokrates spricht von der Notwendigkeit, die Kräfte im Körper anzuregen, die spontan zur Heilung streben, d.h. also, die Selbstheilungskräfte zu unterstützen und zu stärken.

Hippokrates' fundamentale Erkenntnis war: „Es ist immer der ganze Mensch, der behandelt werden muss!"

Demzufolge sollen mit der Chromosontherapie die Selbstheilungskräfte angeregt werden, was zu einer Linderung und Besserung von physischen und psychischen Krankheiten und Beschwerden, zu Genesung und Heilung des Menschen führen kann und soll und, begleitend zu manchen anderen Heilverfahren eingesetzt, deren Wirkung positiv verstärken und unterstützen kann.

Auch in der Lehre der Chromosontherapie geht man davon aus, dass der Mensch holistisch, ganzheitlich, ist, bestehend aus Körper, Seele und Geist, und in dieser Ganzheit behandelt werden muss.

Die Ursache der Krankheiten in der Philosophie der Chromosontherapie

Energetisch gesehen ist Krankheit eine Störung des natürlichen Gleichgewichts (Homöostase) und der Harmonie, wodurch ein Ungleichgewicht und eine Disharmonie entsteht. Der Mensch ist nicht mehr im Einklang mit sich und seiner Umgebung.

In ihren sechs goldenen Lebensregeln bringt *Hildegard von Bingen* zum Ausdruck, dass Gesundheit kein Zustand, sondern ein Prozess ist, eben eine Einheit von Körper, Geist und Seele, im Einklang und in Harmonie mit der Schöpfung und dem Schöpfer.

Der Mensch bedarf also sowohl der göttlichen Gnade als auch der Mittel der Heilkunst und nimmt auch selbst aktiv am Gesundungsprozess teil.

In der Philosophie der Chromosontherapie wird unterschieden zwischen familiär-erblich bedingten, genetischen Erkrankungen, die in einer Familie üblich sind, sowie den durch den eigenen Lebensstil erworbenen Krankheiten, die z.B. aufgrund falscher Ernährung, durch übermäßiges Rauchen, übermäßigen Alkoholkonsum, aber auch durch Stress, Epidemien etc. entstehen können.

Weiter gibt es noch die umweltbedingten Krankheiten, deren Ursache z.B. Elektrosmog ist, der sich in Form von Elektrostress auf die Gesundheit auswirken kann.

Père *Michel Galloo*, der Urheber der Chromosontherapie, formuliert es in seinen Predigttexten von 1994 wie folgt:

„Es gibt viele Arten von Krankheiten. Es gibt die Krankheiten der Seele, des Geistes und des Körpers, die Krankheiten auf Grund der Umweltverschmutzung, unserer Lebensweise, Krankheiten, die uns geschickt werden durch schwarze Magie etc."

Und an anderer Stelle heißt es: „Passen Sie gut auf Ihre Energie auf, denn viele Krankheiten sind verbunden mit unserer Energie, viele Menschen sind buchstäblich energetisch leergepumpt.....

Dann tauchen viele Krankheiten auf, die abhängig sind vom neurovegetativen System, psychosomatische Krankheiten, Viruserkrankungen und Infektionskrankheiten."[2]

Zu den Ursachen von Krankheiten heißt es bei Maître *Philippe de Lyon*, dem bekannten französischen Thaumaturgen - Wundertäter, Mann Gottes - aus dem 19. Jahrhundert: „Wenn unsere Seele nicht krank wäre, wäre unser Körper es auch nicht. (4.12.1893)."[3]

Um Krankheit in ihrem holistischen Sinn und in ihrem ganzen Ausmaß und Umfang zu verstehen, empfiehlt es sich nicht nur, das oben zitierte Buch von *Alfred Haehl* zu lesen.

Es ist geradezu unerlässlich, das Buch „Ecclesia catholica" von Père *Michel Galloo*[4], der - zusammen mit den „Sciences Naturelles", den „Natürlichen Wissenschaften" - die Chromosontherapie ins Leben gerufen hat und der Erfinder und Erbauer des Chromoson Perpetuum Robur® und des Heliosmeter Vibratio Aeternus® ist, des Gerätes zur Feststellung der energetischen Struktur des Menschen, sowie die „Homiliae", Predigten, von Père *Michel Galloo* zu lesen.

Störungen des natürlichen Gleichgewichts

Ist ein Mensch in seinem natürlichen Gleichgewicht (Homöostase), ist er vital und leistungsfähig.

Gerät der Mensch in Stress oder ist belastenden Faktoren und Situationen ausgesetzt, verliert er dieses natürliche Gleichgewicht.

In der Chromosontherapie geht man davon aus, dass sich im Falle eines Problems eine negative Emotion zeigt, die einen Stress im System auslöst, der zu einem Ungleichgewicht führt, das sich auf ein Körpersystem auswirken und mehr oder minder schwere körperliche oder emotionale Beschwerden und Störungen in einem oder mehreren Körpersystemen hervorrufen und diese in ihrer Funktion beeinträchtigen kann.

Jeder Mensch bringt positive wie negative Eigenschaften mit, die negativen gilt es umzuwandeln, die positiven zu verstärken. Darin besteht der Entwicklungsweg des Menschen auf der Erde oder wie es bei *Hildegard von Bingen* heißt:

„Der Mensch muss in Einklang kommen mit Gott, mit sich und mit seiner Umwelt, das bedeutet, dass er seine Untugenden in Tugenden umwandeln muss." Und weiter heißt es bei *Hildegard*:

„Freu dich, weil Gott dich liebt, durch die Krankheit, die dich beschwert, läutert er deine Seele."

Mit Hilfe des sogenannten Heliosmeterblattes kann eine energetische Analyse des Menschen erstellt werden und die energetische Struktur des Menschen herausgefunden werden.

Doch warum energetisch?

Als Menschen bestehen wir aus Materie, und Materie ist bekanntermaßen verdichtete Energie.

Die 7 Regenbogenfarben stellen die Energien der unterschiedlichen Körpersysteme des Menschen dar.

Ausgehend von der Verteilung dieser sieben Regenbogenfarben auf dem Heliosmeterblatt können Schwachstellen ebenso wie Stärken eines Menschen festgestellt werden, was dann die Grundlage für die Behandlung darstellen kann.

Von der Emotion zum Stress – die Emotion als Auslöser für Stress

Auslösende – negative - Emotionen bzw. Emotionen der Traurigkeit, wie es in der Chromosontherapie heißt, können unterschiedliche Formen von Angst sein, (Selbst)zweifel, Unsicherheit, Gleichgültigkeit, das Gefühl, abgelehnt zu werden, Überempfindlichkeit, Entmutigung oder das Gefühl, sich alles versagen zu müssen.

Diesen sieben Emotionen der Traurigkeit stehen sieben Emotionen der Freude gegenüber, die durch die Behandlung gestärkt werden, und zwar: Lebensfreude, (innere) Kraft und Stärke, (geistige) Wachheit und Konzentration, Mut, Ausgeglichenheit und inneres Gleichgewicht, (innere) Ruhe, Realitätsbewusstsein.

Wenn eine dieser sieben Hauptemotionen oder – meist - eine Mischung davon sich bei einem Menschen zeigt, wird ein Stress im System ausgelöst, der zu einem Energiemangel, zu Über- und/oder Unterfunktionen in einem oder mehreren Körpersystemen führen kann.

Die einzelnen Körpersysteme und ihre Komponenten geraten untereinander in Disharmonie und ins Ungleichgewicht, was schwere Störungen in jedem Körpersystem und seinen Komponenten auslösen, das Nervensystem angreifen und das Immunsystem schwächen kann.

Würde man jetzt eine Laboruntersuchung vornehmen, so würde man vermutlich feststellen können, dass bestimmte Werte zu hoch oder zu niedrig sind, dass Werte durcheinandergeraten, im Chaos, sind.

In der Folge kann es dann zu den verschiedensten Krankheitssymptomen, zu Entzündungen, Infektionen etc. kommen.

Wenn der Mensch sein Gleichgewicht verliert, so gerät das gesamte energetische System aus dem Gleichgewicht. Es kann zunächst zu leichteren, lokalen Störungen und Beschwerden, z.B. im Bereich eines einzelnen Körpersystems - Nerven, Herz-Kreislauf, Atemwege, Hormonsystem, Verdauung, Ausscheidung, Knochen - kommen.

Da aber bekanntlich „alles mit allem verbunden" ist, kann eine Störung die nächste zur Folge haben - ähnlich wie beim Dominospiel, bei dem alle Steine umfallen, wenn man nur einen antippt - und alles aus dem Gleichgewicht bringen. So kann es zu komplexen physischen, psychischen oder auch psychosomatischen Krankheitsgeschehen wie Burnout, Schilddrüsenerkrankungen, Hashimoto Thyreoiditis, Krankheiten des endokrinen Systems, schmerzhaften rheumatischen Erkrankungen, Polyarthritis, Multipler Sklerose, Migräne, Erkrankungen in Folge eines Zeckenbisses (Post-Lyme-Disease, Borreliose, FSME), Krebserkrankungen, Autoimmunkrankheiten etc. kommen.

Das kann zu Multimorbidität bzw. einer multiplen Systemerkrankung führen, deren Symptome dann oft umständlich und mit vielerlei und immer wieder neuen – oft lateinischen oder griechischen – Wortungetümen beschrieben werden.

Doch aus chromosontherapeutischer Sicht bedeutet dies eigentlich oftmals nur, dass irgendwo im Menschen aus welchem Grund auch immer ein Ungleichgewicht entstanden ist.

Dann hat sich eine Emotion gezeigt, die einen Stress hervorgerufen hat, der dann wiederum eine oder mehrere oder eine ganze Reihe von Körperfunktionen ins Ungleichgewicht gebracht hat, was sich in Über- oder Unterfunktionen, bei Laboruntersuchungen in ungünstigen Laborwerten, in Form von Schmerzen und komplexen Krankheitsgeschehen bis hin zu Burnout, zu Krebs- und Autoimmunerkrankungen manifestieren kann.

Also könnte man sagen, es lässt sich sehr vieles subsumieren unter einem Begriff, nämlich dem des Stresses.

Stress

Durch das Auftauchen einer Emotion in einem Menschen gerät dieser in Stress. In der Definition von Stress beziehen wir uns auf die Schriften von Dr. *Hans Selye*[5], der Stress als „Allgemeines Anpassungssyndrom" (AAS) definiert und dessen Wirkung auf das endokrine System beschreibt.

Stress kann sich – je nach Mensch – in den unterschiedlichsten Formen auswirken und zu den unterschiedlichsten Störungen führen.

Gemäß der Philosophie der Chromosontherapie geht dem Stress eine Emotion voraus, die als eigentlicher Auslöser für den Stress angesehen wird.

Der emotionale Auslöser in der Philosophie der Chromosontherapie

Beispiel:

Nehmen wir einmal an, ein Mensch befindet sich in einer schwierigen Arbeitssituation. Er – oder sie – muss sich behaupten gegenüber Kollegen, die ihm/ihr nicht wohlgesonnen sind und ihm/ihr sogar den Arbeitsplatz streitig machen wollen. Diese Situation wird einen Menschen kaum „kalt" lassen, sondern kann - je nach Mensch – eine Emotion auslösen. Für den einen ist es vielleicht ein Eu-Stress, er – oder sie – lässt sich auf die „Herausforderung" ein und es gelingt ihm – oder ihr -, die Situation „sportlich" zu nehmen.

Bei einem anderen führt es zu einer negativen Empfindung, einer Emotion der Traurigkeit, z.B. Angst, Entmutigung, (Selbst)zweifel, Gleichgültigkeit, dem Gefühl, abgelehnt zu werden, Überempfindlichkeit, Entmutigung, dem Gefühl, sich alles versagen zu müssen.

Es kommt zu einem negativen Stress, einem Disstress, der alles im Menschen durcheinanderbringen kann.

Je nach Mensch wird es die eine oder die andere Emotion sein, die er – oder sie – primär fühlt. Welche das sein kann, kann der erfahrene Chromosontherapeut dem Heliosmeterblatt entnehmen.

So kann z.B. die Lebensfreude weniger werden. Es können Gefühle von Angst oder Panik entstehen, man sieht nicht mehr klar, sieht keinen Ausweg mehr, darunter leidet die Intelligenz.

Der Mensch wird unsicher und zweifelt an sich selbst und seinen Fähigkeiten, gelassen nachzudenken fällt immer schwerer, man hört nicht mehr zu oder kann nicht mehr zuhören, Gleichgültigkeit und ein Fehlen von Wachheit können sich einstellen, Konzentration und Gedächtnisleistung werden weniger.

Dann fehlt es vielleicht an Mut, Dinge, Situationen und Personen zu konfrontieren, man fühlt sich abgelehnt und allein gelassen, verliert das Selbstvertrauen, wird ungeduldig und aggressiv, kann nicht mehr klar denken, reagiert dann gereizt und überempfindlich und will überhaupt nichts mehr anrühren und in Angriff nehmen und reagiert vielleicht mit Unvernunft und sogar irrational.

Weil nichts funktioniert, verliert man den Mut, ist entmutigt und verzweifelt und verliert jegliche Intuition. Schließlich geht vielleicht noch das Bewusstsein für die Realität verloren, man ist nicht mehr flexibel, sondern nur noch fixiert, wird immer mehr versteinert und verknöchert.

Der Sinn der Anziehung ist gestört oder blockiert und es fehlt an rettenden Ideen.

Die Folge ist, dass sich dieser Stress – je nach Mensch, Naturell und Konstitution, wie aus dem Heliosmeterblatt ersichtlich – in Form von physischen oder psychischen Beschwerden oder Krankheiten, in pathologischen Laborwerten etc. niederschlägt.

Die Struktur des Menschen

Die 7 Körpersysteme und ihre Komponenten

In der Lehre der Chromosontherapie geht man von 7 – stofflichen, physischen - Körpersystemen aus, die umgeben sind von 7 dazugehörigen energetischen – feinstofflichen, ätherischen - Schichten.

Die sieben Körpersysteme sind:
das Ausscheidungssystem, das Nervensystem, das reproduktive System – was die Fortpflanzung, das Hormonsystem sowie die allgemeine Zellerneuerung umfasst -, das Herz-Kreislauf-System, das Atmungssystem, das Verdauungssystem sowie das Knochensystem.

Im Zusammenhang mit den Körpersystemen stehen bestimmte Komponenten wie z.B. Emotionen, die als Auslöser körperlicher Befindlichkeiten betrachtet werden.

Die Chromosontherapie geht aus von 7 Hauptemotionen, 7 Emotionen der Freude und 7 Emotionen der Traurigkeit, denen 7 Sinne zugeordnet sind, 7 Gaben und Tugenden, 7 Untugenden, die hier – wie in der Bibel - als Laster und Leidenschaften bezeichnet werden, 7 geistig-mentalen Fähigkeiten und 7 Körpersystemen.

Gerät der Mensch aus seinem natürlichen Gleichgewicht, so kann es zu Funktionsstörungen auf allen Gebieten, bei allen Körpersystemen und ihren Komponenten kommen.

Über- und Unterfunktionen können die Folge sein.

Über- und Unterenergien

Doch wie kommt es zu diesen Über- und Unterenergien, die zu Über- und Unterfunktionen führen können? Die Antwort liegt in unserer Aura begründet. 7 energetische Schichten umgeben unseren physischen Körper und bilden unsere Aura. Jede Regenbogenfarbe entspricht einem Körpersystem und seinen Komponenten: violett – indigo – blau – orange – gelb – grün – rot.

Diese sieben Auraschichten sind verbunden mit unserem Sonnensystem, das regiert wird von sieben Hauptplaneten. Wenn die Auraschichten nun durch belastende Einflüsse und Energien in ihrer Funktion gestört sind, wirkt sich dies so aus, dass die Auraschichten immer dünner werden, bis sie nahezu oder ganz und gar verschwinden.

Unsere sieben Körpersysteme, die sich zwar einerseits, stofflich gesehen, durch Nahrungsmittel, feinstofflich, also energetisch gesehen, aber aus der Aura ernähren, können dies nicht mehr tun, und die einzelnen Systeme verlieren an Kraft und Energie und verfallen mehr und mehr in Agonie.

Dies kann zu den unterschiedlichsten Krankheitserscheinungen und – da die Chromosontherapie davon ausgeht, dass jede Störung des energetischen Gleichgewichts ausgelöst wird durch eine Emotion, die einen Stress im System zur Folge hat – zu Stressfolgeerkrankungen bis hin zu einem völligen Burnout führen.

Der Weg zur Genesung

Der Weg zur Genesung in der Naturheilkunde

In der Naturheilkunde wird man versuchen, Ursachen für diese Disharmonien, diese „Entgleisungen", z.B. im Hormonsystem, im Stoffwechsel etc., herauszufinden, man würde vielleicht Verfahren zum Ausleiten, Entschlacken, Entgiften etc. einsetzen, würde bestimmte Vitamine oder Mineralien zuführen, die Abwehr stärken, die Entspannung fördern, das Nervensystem unterstützen und stärken, versuchen, die Laborwerte durch gezielte Gaben bestimmter naturheilkundlicher Präparate und Anwendungen wieder ins Gleichgewicht zu bringen, dafür sorgen, dass der Patient oder die Patientin sich richtig ernährt, vielleicht einen Diätplan aufstellen, und auf die Wichtigkeit von genügend Bewegung und frischer Luft hinweisen.

Sicherlich werden auch externe Stressoren wie Elektrostress oder geopathische Belastungen untersucht werden und man wird versuchen, diese Belastungen zu reduzieren oder so weit wie möglich zu vermeiden.

Doch auch Möbel, Gardinen, Putzmittel, Kleidung, Hautpflegemittel, Deodorants, Parfums etc. können je nach Mensch eine Belastung darstellen und werden in die Betrachtung mit einbezogen werden müssen.

Und auch der emotionalen Befindlichkeit wird dabei Beachtung geschenkt werden.

Homöopathie, Schüsslersalze, Akupunktur, Dorn-Breuß-Massage und vieles mehr können sinnvoll eingesetzt werden für die Behandlung, um den Patienten zu stärken, alles sehr nützliche Maßnahmen für den ganzen – materiellen – Körper, aus chromosontherapeutischer Sicht wäre es aber außerdem notwendig, Behandlungen vorzunehmen, die sich auf den „ganzen Menschen“ beziehen.

Der Weg zur Genesung in der Chromosontherapie

Wenn wir, wie in der Lehre der Chromosontherapie vermittelt wird, davon ausgehen, dass die übergeordnete Instanz im Menschen die Seele ist und gleichsam den „Bauplan“ darstellt, den sie an den Geist als den „Baumeister“ weitergibt, der wiederum aus diesen Vorgaben unseren physischen Körper bildet (s. dazu auch das Buch „Ecclesia catholica – ecclesia principii et finis“[6] und die „Homiliae“, Predigten, von Père *Michel Galloo*[7]), so muss der Mensch auch in dieser Ganzheit von Körper, Geist und Seele behandelt werden. Der Weg zur Genesung ist folglich die Wiederherstellung des energetischen Gleichgewichts und der Harmonie zwischen Körper, Geist und Seele. In der Chromosontherapie geht es darum, die Selbstheilungskräfte anzuregen und dem Menschen zu helfen, sich selbst zu heilen.

Es gilt also, wie *Hippokrates* es formulierte, die Kräfte im Körper anzuregen, die spontan zur Heilung streben. Und es geht darum, den „ganzen Menschen“ zu behandeln. Und wie können wir die Gesundheit wieder herstellen?

Dazu müssen wir den Weg zurückgehen, in der umgekehrten Reihenfolge: von der Disharmonie, dem Ungleichgewicht, das sich in Form einer Krankheit auswirken kann, über den Stress zur Emotion, die wir positiv unterstützen durch die energetische Harmonisierung mit dem Chromoson.

In der Lehre der Chromosontherapie, die ganzheitlich auf die Behandlung von Körper, Seele, Geist ausgerichtet ist, würde man damit beginnen, das Energiesystem Mensch wieder mit Energie aufzuladen und die Selbstheilungskräfte anzuregen.

Das grundlegende Programm dafür ist die Reinigung und Energetisierung der Aura, mit dem alle Körpersysteme gereinigt, gestärkt und energetisch aufgeladen werden.

Der Chromoson Perpetuum Robur® wurde ja entwickelt, um den Energiehaushalt des Menschen wieder ins Gleichgewicht zu bringen, also Über- oder Unterenergien auszugleichen bzw. – ganz wichtig z.B. im Falle von Erschöpfungszuständen und Burnout – Energie zuzuführen.

Ideal wäre somit neben den üblichen naturheilkundlichen Behandlungsmethoden die energetische Harmonisierung mit dem Chromoson, wodurch erfahrungsgemäß die anderen eingesetzten Therapien sogar noch wesentlich schneller, intensiver und nachhaltiger wirken können.

Durch die Auswertung des Heliosmeterblattes sowie der Berücksichtigung der Ergebnisse dieser Heliosmeteranalyse in der Behandlung kann dem kranken Menschen dann ganz gezielt und nachhaltig geholfen werden.

Die ganzheitliche energetische Therapie mit dem Chromoson Perpetuum Robur®

Die Chromosontherapie mit dem Chromoson Perpetuum Robur® ist eine universelle ganzheitliche Therapie. Mit ein und demselben Gerät können sowohl körperliche wie psychische Beschwerden und Leiden behandelt, Wellnessbehandlungen, ganzheitliche curative Naturkosmetikbehandlungen sowie speziell auf den Sportler – den Profi- wie den Hobbysportler - zugeschnittene Programme durchgeführt werden.

Idealerweise sollte die Chromosontherapie schon vorbeugend eingesetzt werden. Doch kann sie auch begleitend, z.B. zu einer Rehabilitationsbehandlung, eingesetzt werden.

Die große Vielfalt von Wellness- und Medical Wellnessbehandlungen, Präventiv- und Rehabilitationsbehandlungen mit dem Chromoson tragen zur Gesunderhaltung, zur Wiederherstellung und zur Steigerung des Wohlbefindens eines Menschen bei und helfen auf diese Weise, Vitalität und Leistungsfähigkeit aufrecht zu erhalten.

Ganzheitliche curative Naturkosmetikbehandlungen dienen der Regeneration und Gesunderhaltung, spezielle Behandlungen für den Sportler fördern Fitness und Leistungsfähigkeit im Hobby- und im Profisport.

Auf Grund der Konzeption einer ganzheitlichen Behandlung können mit der Chromosontherapie akute wie chronische, physische, psychische, psychosomatische und nervliche Krankheiten und Beschwerden unterschiedlichster Art ganzheitlich behandelt bzw. mitbehandelt werden.

Die einzelnen Körpersysteme und ihre Komponenten können gestärkt und gleichsam energetisch „aufgeladen" werden.

Die Chromosontherapie kann je nach Erkrankung sowohl begleitend zu einer anderen Therapie oder Behandlung oder als alleinige Therapie eingesetzt werden, sowohl bei physischen wie bei psychischen Erkrankungen, bei Kindern wie bei Erwachsenen, bei jungen wie bei alten Menschen, bei den unterschiedlichsten (Stressfolge)erkrankungen, bei Burnout, in der Schmerztherapie, bei Krebserkrankungen, in der Palliativmedizin, in der psychologischen Behandlung, in der Zahnheilkunde, in der Ergotherapie und der Logopädie, in der Physiotherapie, zur Vorbereitung auf einen geplanten chirurgischen Eingriff, zur Wiederherstellung nach operativen Eingriffen, nach Unfällen etc., aber auch zur Behandlung von Verhaltensauffälligkeiten und Lernstörungen sowie zur Förderung von Lernen und Konzentration.

Mit Hilfe des Chromoson Perpetuum Robur® können die Selbstheilungskräfte angeregt, das Immunsystem und die Abwehrkräfte gestärkt, die Nerven beruhigt und gestärkt und auf die emotionale Befindlichkeit ausgleichend eingewirkt werden.

Die Chromosonprogramme

Die Chromosonprogramme zur Behandlung des Menschen

Für die Behandlung stehen zahlreiche Programme zur Verfügung, insgesamt mehr als 100. Die meisten Programme werden in Einzeltherapie durchgeführt.

Die Programme, die auch als (Klein)gruppentherapie durchgeführt werden können, sind am Ende dieses Kapitels beschrieben.

Es gibt Programme zur Behandlung körperlicher Krankheiten und Störungen, zur Behandlung von Unfall- und Operationsfolgen, zur Vorbereitung auf eine Operation,

Programme zur Behandlung emotional-psychischer Störungen,

Programme zur Behandlung von Lern-, Konzentrations- und Gedächtnisstörungen,

Programme für curative naturkosmetische Behandlungen,

Programme für den Sportler.

Bei der Behandlung körperlicher Krankheiten werden zunächst einmal die bestehenden Störungen und Beschwerden gelindert bzw. behoben, danach wird das Körpersystem, Organ etc. mit seinen Komponenten (Emotionen, Sinne, Charaktereigenschaften, geistig-mentalen Fähigkeiten etc.) nachhaltig gestärkt und unterstützt in seiner Funktion.

Das heißt dann z.B., dass im Falle einer Anfälligkeit für Erkältungskrankheiten erst einmal die Erkältung selbst behandelt wird, dann aber auch das Körpersystem – in diesem Fall die Atemwege – mit seinen verschiedenen Komponenten unterstützt wird, was bedeutet, dass auch die emotionale Seite, die Emotion der Freude, die mit dem jeweiligen Körpersystem in Verbindung steht, gestärkt und in die Behandlung mit einbezogen wird bzw. werden sollte.

Die Hierarchie der Programme

Die meisten Chromosonprogramme bauen hierarchisch aufeinander auf. Basisprogramm ist die Aura-Reinigung und -stärkung. Auch die Behandlung der Polaritäten gehört zu den grundlegenden Behandlungen. Ein weiteres Basisprogramm ist das Drei-Farben-Programm.

Weiterhin gibt es Programme zur Stärkung der sieben Körpersysteme, spezielle Programme für die Behandlung des Knochensystems und des Stützapparates, das Programm „Meridiane" zum Reinigen und Energetisieren der Energiebahnen, Programme für die Behandlung der „Sonnenscheiben", unserer „Energietankstellen", die uns helfen, Energie aus dem Kosmos aufzunehmen, sowie Programme für die Behandlung unserer ätherischen, feinstofflichen, Körper.

Außerdem gibt es diverse Programme für die psychische Befindlichkeit, beginnend mit der Behandlung der sieben Hauptemotionen und der sieben Sinne. Später können auch (negative) Charaktereigenschaften harmonisiert und ins Gleichgewicht gebracht werden sowie Blockierungen in den geistig-mentalen Fähigkeiten behandelt werden.

Idealerweise wechseln sich dabei Behandlungen für die Körpersysteme und ihre Komponenten sowie Programme für die Behandlung von Nerven und Emotionen miteinander ab. Je nach Art der Beschwerden werden zudem noch ganz gezielt spezielle Programme für ein bestimmtes Körpersystem, z.B. Knochen und Bewegungsapparat, durchgeführt.

Die Mehrzahl der Behandlungen wird in Einzeltherapie durchgeführt, doch gibt es auch Programme für die Durchführung in (Klein)gruppen, nämlich „Psycho-Integration" sowie „Silence de la Pensée" (Stille der Gedanken).

Psycho-Integration hat eine entspannende Wirkung und fördert durch die Technik des Fokussierens die Konzentrationsfähigkeit bei Kindern und Erwachsenen und ist gut geeignet für Kinder mit Aufmerksamkeitsdefizitsyndrom (ADS) und Aufmerksamkeitsdefizit- und Hyperaktivitätssyndrom (ADHS).

Das Programm „Silence de la Pensée", ein Programm, das erst nach einiger Zeit der Therapie durchgeführt wird, bietet dem westlichen Menschen die Möglichkeit, zu innerer Ruhe und innerem Frieden zu finden.

Behandlungswege

In der Chromosontherapie sind zwei verschiedene Behandlungswege möglich: Die Krankheit bzw. die Beschwerden können „oberflächlich" behandelt werden, also z.B. ein grippaler Infekt, Bluthochdruck etc. oder aber man behandelt erst die derzeitigen Beschwerden, um sich dann der dahinterliegenden Thematik und Problematik zuzuwenden.

So z.B. bei Rückenbeschwerden, bei einer Migräne, einer Depression oder einem Burnout. Erst werden der Stress und die daraus entstandenen Stressfolgeerkrankungen behandelt, danach unterstützt man den Menschen in dem, was eigentlich wichtig ist, nämlich seinem Entwicklungsweg.

Nur so lassen sich Probleme, Leiden, Veranlagungen, Anfälligkeiten nachhaltig behandeln und bessern, mitunter sogar ausheilen.

Das heißt, dass man sich entweder nur an seinen „Symptomen", an seiner aktuellen Befindlichkeit, behandeln lassen kann oder auch tiefer an sich, seinem Wohlbefinden und seiner Entwicklung arbeiten kann.

Die Stärken, die in jedem Menschen stecken, können gefördert werden. Dies trägt langfristig gesehen zu einer positiven – physischen und psychischen – Entwicklung bei und kann dem Menschen sogar helfen, seinen Lebensweg und seine Lebensaufgabe zu finden, was in der heutigen Zeit für viele Menschen sehr schwierig zu sein scheint.

Durch die Stärkung der positiven Emotionen verlieren die negativen Emotionen an Kraft, manch ein Klient findet durch die Behandlungen seinen eigenen Lösungsweg für bestehende Probleme.

Durch die Behandlungen und die Stärkung der positiven Seite eines jeden Menschen kann die Chromosontherapie auch einen wichtigen Beitrag leisten in den Bereichen Ethik und Moral, wenn man wieder - was heutzutage nicht mehr so selbstverständlich ist - erkennt, was Gut und Böse, was Richtig und Falsch ist.

Manche körperlichen Symptome lassen sich sehr schnell therapieren, treten aber unter Umständen wieder in Erscheinung, wenn der dazugehörige geistig-emotionale Hintergrund nicht bearbeitet wird.

Auch bei manchen körperlichen Beschwerden, insbesondere, wenn diese schon länger bestehen und chronisch geworden sind, ist es nötig, einen Teil der Hierarchie bis zur Behandlung der Meridiane und Sonnenscheiben zu durchlaufen, bis sich ein dauerhafter Erfolg einstellt.

Reinigung und Energetisierung der Aura

Was ist eigentlich die Aura?

Hierzu ein vergleichendes Zitat:
„... so wie die Erde von der Atmosphäre umgeben ist, ist ein lebender Mensch von einer magnetischen Aura umgeben, die die Objekte der Außenwelt berührt, ohne dass eine direkte Berührung zwischen dem menschlichen Körper und dem Objekt stattfindet."[8]

Die Aura hat die Funktion einer Schutzhülle, die neben der stofflichen Nahrung den physischen Körper ernährt und dazu dient, ihn vor störenden Einflüssen sowohl körperlich als auch emotional und mental zu bewahren.

Auch Dr. *Edward Bach*[9], der Begründer der Bach-Blütentherapie, spricht von der Aura.

Zwischen dem physischen, für das Auge sichtbaren Körper und der Aura befindet sich der Lebensleib, eine für das Auge im Allgemeinen nicht wahrnehmbare weiße Schicht, wie wir sie z.B. von Heiligenbildern kennen.

Wird diese schützende Schicht nun z.B. durch schädliche Umwelteinflüsse immer dünner, bis sie vielleicht gar nicht mehr vorhanden ist, so kann die Aura die ihr zukommende Schutzfunktion nicht mehr ausüben.

Der Mensch kann schädliche Einflüsse nicht mehr abwehren, diversen Krankheiten, Störungen und Beschwerden sind nun Tür und Tor geöffnet.

Dabei kann es sowohl zu körperlichen Symptomen und Beschwerden wie auch zu Nervosität oder negativen Gefühlen wie z.B. Angst, einem Gefühl von Depressivität, einer Hypersensibilität etc. kommen. In der Chromosontherapie wird daher meist damit begonnen, die Aura zu reinigen und zu stärken.

Die Aura-Behandlung mit dem Chromoson dient dazu, die Aura zunächst einmal von diesen schädlichen und störenden Beeinträchtigungen, die Parasiten gleichkommen, zu reinigen und zu befreien, um sie anschließend zu energetisieren und aufzuladen, was allen sieben Körpersystemen und ihren Komponenten Energie gibt und sie untereinander in Harmonie und energetisch ins Gleichgewicht bringt.

Gleichzeitig dient diese Behandlung auch der Ausleitung, Entschlackung und Entgiftung und befreit Körper und Geist von energetischem Ballast und Müll.

Diese Behandlung wird zunächst dreimal durchgeführt und später in Abständen wiederholt, um eine nachhaltige Wirkung zu erzielen.

Das innere Gleichgewicht kann auf diese Weise wieder hergestellt, die Selbstheilungskräfte können angeregt, Krankheitssymptome gelindert und gebessert und die Abwehrkräfte gestärkt werden. Das Nervensystem kann unterstützt, entspannt und gestärkt werden.

Drei-Farben-Programm

Meist bietet es sich an, erst die allgemeinen Grundprogramme (Aura, Polarität) durchzuführen und dann erst das 3-Farben-Programm für ein bestimmtes Organ, eine bestimmte Körperfunktion, einen bestimmten Körperteil etc. Das Drei-Farben-Programm kann auch helfen in Akutfällen, z.B. bei Erkältungen, Heuschnupfen oder einer Blasenentzündung, aber auch bei Sonnenbrand, leichten Brandwunden und schlechter Wundheilung.

Jedes einzelne Körpersystem, jedes Organ, jeder Körperteil kann separat behandelt werden, und zwar mit dem Drei-Farben-Programm, einem Programm ganz speziell für lokale Störungen, Beschwerden und Erkrankungen, das dazu beiträgt, dass Wunden gut verheilen und Narbengewebe sich glättet oder dass ein geschädigtes Organ oder ein geschädigter Körperteil in seiner Funktion gestärkt wird und sich wieder regeneriert.

Eine, zwei oder drei verschiedene Farben werden nacheinander eingesetzt mit dem Ziel zu reinigen, zu aktivieren und stärken und zu regenerieren.

Man kann das Programm z.B. anwenden bei einer Cystitis (Blasenentzündung), bei Unterleibsbeschwerden, Atemwegserkrankungen (Schnupfen, Husten, Heuschnupfen, Bronchitis, grippalen Infekten), bei Verdauungsstörungen, Kopfschmerzen, Menstruationsproblemen, Wechseljahrbeschwerden, Schilddrüsenerkrankungen etc., man kann ein Organ damit behandeln wie z.B. das Herz, die Niere, die Galle, die Leber etc. oder einen bestimmten Körperteil wie die Hand, den Arm, die Schulter, die Hüfte, das Knie etc., z.B. bei Arthrose, man kann die Wundheilung unterstützen und Wundinfektionen vorbeugen.

Die Therapie für den Therapeuten

Aus der Physiotherapie und dem Masseurberuf weiß man, dass man nicht berühren kann, ohne berührt zu werden. Doch das gilt nicht nur für die Physiotherapie und die dort erfolgende Berührung, das gilt ebenso für den Heilpraktiker oder den Psychologen etc. Man kann physisch berührt werden oder auch in seiner Psyche berührt werden und tangiert sein, verbal, non-verbal.

Geht man davon aus, dass Stress übertragbar ist – und welcher Therapeut ist nicht dem Stress, den Problemen, mit denen seine Klienten in die Praxis kommen, ausgesetzt -, was auch mit Hilfe des kinesiologischen Muskeltests[10] gut nachgewiesen werden kann (s. dazu auch die Schriften von *Paul Dennison, Gordon Stokes* etc.), so stellt es sich oftmals am Ende eines arbeitsreichen Praxistages so dar, dass die Klienten gestärkt die Praxis verlassen und nun der Therapeut an der Reihe ist, die Lasten des Tages loszulassen, um nicht selbst krank zu werden.

Wir haben das Gefühl, dass ein guter Therapeut auch vieles an Leiden und Beschwerden von seinen Klienten auf sich nehmen und (mit)tragen kann, was automatisch bedeutet, dass der Therapeut, um nicht selber auf Dauer krank zu werden, Möglichkeiten finden muss, um seinen eigenen Stress, seine eigenen Belastungen abzubauen, denn man kann sich ja nicht nur körperlich, sondern auch emotional „anstecken".

Wir gehen davon aus, dass die Menschen, die eine bestimmte Praxis aufsuchen, immer auch bestimmte Facetten der Persönlichkeit und Befindlichkeit und Konstitution des Therapeuten widerspiegeln, zumindest wird das der Fall sein, wenn „die Chemie stimmt" und eine Therapie aufgenommen werden soll.

Dann ist durch das Resonanzprinzip der Therapeut auch in seinen eigenen Themen, Emotionen, Befindlichkeiten angesprochen und muss dafür sorgen, dass er selbst, um nicht kaputt zu gehen, sich am Ende eines Tages wieder in seiner Mitte, im Gleichgewicht befindet.

Um sich von den energetischen Belastungen des Tages zu reinigen, sollte auch der Therapeut sich deshalb in regelmäßigen Intervallen mit dem Chromoson behandeln oder behandeln lassen, um sich von energetischen Rückständen und Belastungen, die wie Parasiten wirken können, zu befreien und zu reinigen.

Auch hier ist die Reinigung und Energetisierung der Aura das Programm der Wahl.

Therapeutische Erfahrungen – Hinweise - Beobachtungen

Die Chromosontherapie ist ein universelles System, mit dem die unterschiedlichsten Erkrankungen behandelt werden können.

Insofern wird ein Heilpraktiker, der die Chromosontherapie anwendet, oder ein anderer Anwender der Chromosontherapie nicht die bestehenden Programme, die in ihrem Ablauf vorgegeben und festgelegt sind, abändern.

Doch haben wir bei der Arbeit mit der Chromosontherapie verschiedene Erfahrungen gemacht, nämlich, dass es sich oftmals sehr positiv auswirkt, wenn z.B. im Falle von Rückenproblemen eine Chromosonbehandlung mit einer – anschließenden – Massage kombiniert wird, wodurch die Massage deutlich intensiver wirken kann.

Auch in Verbindung mit der Kinesiologie ist die Chromosontherapie einsetzbar. So kann man z.B. im Vorfeld Störungen oder ein bestimmtes Thema austesten, dann mit dem Chromoson behandeln und anschließend nachtesten. Oftmals zeigen sich dann vor der Behandlung Ungleichgewichte, die nach der Behandlung, z.B. der Aura-Behandlung, wieder im Gleichgewicht sind.

Nahrungsmittelunverträglichkeiten lassen sich ebenfalls kinesiologisch austesten und dann mit Chromosontherapie behandeln.

Blutuntersuchungen, Dunkelfeldtests etc. sollten nicht direkt nach einer Chromosonbehandlung erfolgen, denn durch die Behandlung gerät zunächst einmal alles in Bewegung, in ein gewisses Chaos, und erst nach einiger Zeit, in ca. 1-3 Tagen, je nach Erkrankung, ordnet sich alles neu. Dann wäre der richtige Zeitpunkt für eine Nachuntersuchung.

Bei bestehenden Lernstörungen und fehlender Gehirnintegration haben wir festgestellt, dass die Tests aus der Kinesiologie verbunden mit Polaritätsbehandlungen mit dem Chromoson besonders gute Ergebnisse zeigen.

Gerade bei Kindern, die mitunter ihre Probleme nicht ausdrücken können oder nicht auszudrücken wagen, setzen wir gerne Bach-Blüten-Karten[11] ein, um herauszufinden, welche Problematik vorliegt und welche Behandlung am wichtigsten ist und behandeln sie dann mit dem Chromoson.

Kinder wählen auch meist sehr unbefangen und unvoreingenommen ein Aura-Flora®-Fläschchen aus dem Testset aus und teilen damit dem Therapeuten ihre Befindlichkeit mit.

Auch hier kann natürlich der kinesiologische Muskeltest helfen, um die Problematik sowie deren Hintergründe herauszufinden.

Auch diverse andere Therapieverfahren lassen sich mit Chromosonbehandlungen ergänzen und verstärken, wobei jeweils festzustellen ist, ob die Verfahren „kompatibel" sind und wenn ja, zu welchem Zeitpunkt die eine und wann die andere Therapie erfolgen sollte, also z.B. zuerst Chromoson, dann Massage oder Lymphdrainage. Je nach Therapieverfahren kann es besser sein, vorher mit dem Chromoson zu behandeln bzw. im Anschluss daran oder etwas später.

Wenn bestimmte ärztliche Untersuchungen oder Untersuchungen im Krankenhaus wie z.B. ein MRT etc. erforderlich sind, so können - je nach Fall und Erkrankung - vorher bzw. danach Behandlungen mit dem Chromoson erfolgen, um den Körper energetisch aufzuladen und ins Gleichgewicht zu bringen.

Ebenso kann auch im Zusammenhang mit - erforderlichen - Impfungen, deren begleitende Nebenwirkungen besonders von sensiblen Menschen - Kindern wie Erwachsenen - mitunter nicht gut vertragen werden, eine Aura-Behandlung, je nach Fall davor und/oder danach, helfen, das Immunsystem zu stärken und die Aura, die energetische Schutzhülle des Menschen, wieder mit Energie zu versorgen und aufzuladen.

Auch vor einer bevorstehenden Operation können Chromosonbehandlungen sehr nützlich sein und den Menschen optimal auf einen Eingriff vorbereiten.

Da durch die Chromosonbehandlungen der ganze Mensch wieder in sein natürliches Gleichgewicht gelangen soll und oftmals auch gelangt, ist es sinnvoll, ärztlich verordnete allopathische Medikamentengaben regelmäßig zu überprüfen bzw. am besten vom behandelnden Arzt selbst überprüfen zu lassen, zu reduzieren und anzupassen und gegebenenfalls langsam auszuschleichen.

Oftmals können so im Laufe der Behandlungen Medikamente reduziert werden. Mitunter kann sogar gänzlich darauf verzichtet werden. Diese Entscheidung würden wir aber vorzugsweise dem behandelnden Arzt überlassen.

Der Klient und der Therapeut in der Chromosontherapie

Chromosontherapie – für wen?

Die Chromosontherapie steht im Prinzip allen Menschen offen und ist für jeden Menschen in jedem Lebensalter geeignet, vom Baby und Kleinkind bis zum Senior mit allen Altersstufen dazwischen. Die Chromosontherapie ist eine sanfte Methode, die speziell für den westlichen Menschen gedacht ist.

Sie eignet sich zur Behandlung chronischer wie akuter, physischer wie psychischer Beschwerden und Erkrankungen des Nervensystems sowie zur begleitenden Mit- und Nachbehandlung von Krankheiten, Operationen, Unfällen, Traumata und für gesunde Menschen zur Prävention/Vorbeugung und zur Steigerung des Wohlbefindens.

Für spezielle und besonders hartnäckige Probleme können ganz spezielle Programme zum Einsatz kommen. Der erfahrene Chromosontherapeut wird seinen Klienten darüber informieren.

Kontraindikationen

sind nicht bekannt.

Der mündige Patient

Die Chromosontherapie stellt sich uns dar als interaktive Therapiemethode. Eigenverantwortlichkeit und Motivation des Klienten werden in die Therapie mit einbezogen.

Der Klient sollte sich auf die Therapie einlassen wollen, eine positive innere Einstellung und die Bereitschaft mitbringen, an sich zu arbeiten und dadurch an seiner Genesung und seiner Heilung selbst aktiv mitzuwirken.

Nun könnte man denken, dass hier von einem Placebo-Effekt die Rede ist.

Aus Wissenschaften wie der Psychoneuroimmunologie[12] (PNI) weiß man jedoch, dass bei einer positiven Grundhaltung der Körper ihn unterstützende, helfende, heilende Stoffe ausschütten kann – bis hin zu Interferon, was bekanntlich in der Krebstherapie eingesetzt wird – und so dem Körper hilft, sich selbst zu heilen.

In unserer Praxis haben wir die Erfahrung gemacht, dass meist schon nach ein bis zwei Behandlungen – in sehr seltenen Fällen auch erst nach 6-8 Behandlungen - der Patient eine deutliche Besserung seiner Beschwerden verspürt.

Der Therapeut in der Chromosontherapie

Für eine Tätigkeit als Chromosontherapeut wird, wie bei vielen alternativen Heilmethoden, zusätzlich zu der Kenntnis, Beachtung und Umsetzung der Philosophie der Chromosontherapie und einer profunden Kenntnis der der Therapie zugrundeliegenden Theorien eine intensive Kenntnis der Chromosonprogramme und –behandlungsmöglichkeiten vorausgesetzt, die man zunächst an sich selbst erfahren und erlebt haben muss.

Obwohl im Prinzip vielen Menschen der Weg zum Chromosontherapeuten offen steht, sind es oftmals Menschen, die ein eigenes oder familiäres Problem oder Leiden mit der Chromosontherapie haben behandeln lassen und eine Linderung, Besserung oder sogar Heilung erfahren haben, in denen irgendwann der Wunsch erwächst, selbst Chromosontherapeut zu werden.

Der Therapeut muss also, neben einer Ausbildung im medizinischen Bereich, bevor er an anderen Menschen arbeitet, an sich und seiner Befindlichkeit gearbeitet haben und weiterhin arbeiten.

Insofern ist er ein – erfahrener – Partner des Kranken und sollte den intensiven Wunsch in sich verspüren, seinem Klienten weiterzuhelfen und ihn zu begleiten.

Die Ausbildung zum Chromosontherapeuten

Die Ausbildung zum Chromosontherapeuten steht im Prinzip allen interessierten Menschen offen.

Die theoretische Ausbildung erfolgt derzeit in der Schweiz, in Modulen von meist fünf Tagen, die praktische Ausbildung erfolgt in Absprache mit der Schulleitung länderspezifisch und regional.

Je nach Ausbildungsgang - Therapie, Wellness, Naturkosmetik, Sport - umfasst die Ausbildung zwischen 600 und 1200 Stunden.

Die Grundausbildung kann abgeschlossen werden mit einer sogenannten „Attestation" (Zeugnis), die vollständige Ausbildung schließt ab mit einem Diplom.

Um dies zu erhalten, muss man eine bestimmte Anzahl von Kursen und Ausbildungsstunden absolviert haben, um dann zum Diplomkurs zugelassen zu werden.

Dieser Diplomkurs schließt mit einer schriftlichen und einer mündlichen Prüfung ab.

Zudem muss eine umfassende wissenschaftliche Hausarbeit vorgelegt werden.

Bekanntheitsgrad und Diskussion

Die Chromosontherapie ist eine relativ neue Therapiemethode, die wir den „besonderen Therapieformen" zuordnen würden. Sie ist im Gesundheitswesen noch weitgehend unbekannt, so dass viele Heilpraktiker und Ärzte die Wirksamkeit und die Anwendungsmöglichkeiten der Chromosontherapie nicht kennen.

Aus diesem Grunde ist es auch kaum möglich, einen Stand der Diskussion darzustellen, denn es sind einfach noch zu wenig Menschen, die dieses Verfahren kennen, wobei wir sagen würden, dass viele der Menschen, die es kennen, von der Einfachheit und Klarheit des Verfahrens angetan sind und es nicht mehr missen möchten.

Wir haben die Erfahrung gemacht, dass auch in Fällen, in denen die Schulmedizin einen Patienten als austherapiert bezeichnete oder den Hinweis gab, dass man mit einem bestimmten Leiden leben müsse, Beschwerden in vielen Fällen doch gelindert und gebessert werden konnten.

Da die Chromosontherapie sich schwer beschreiben lässt und ihre Wirkung auch kaum vorstellbar ist, empfiehlt es sich, diese Methode auszuprobieren, um sie besser kennenzulernen.

Man sollte sie an sich selbst erleben und erfahren, um sich eine Meinung dazu bilden zu können.

Darf es denn so einfach sein?

Während unserer Kinesiologie-Ausbildung haben wir oftmals erlebt, dass Menschen überrascht waren von der Möglichkeit des kinesiologischen Muskeltests, der ein Bio-Feedback des Körpers gibt bzw. geben kann, erstaunt waren darüber, was man alles mit Hilfe des Muskeltests herausfinden kann.

Mitunter haben wir dann – wie in den kinesiologischen Ausbildungskursen gelernt – getestet, ob es denn so einfach sein darf. Und oftmals kam als Ergebnis des Tests ein „Nein". Das heißt, man kann es fast nicht zulassen, nicht akzeptieren, dass es so einfach sein kann.

Ähnlich erscheint es uns auch in der Chromosontherapie. Man kann sich kaum vorstellen – und mitunter auch kaum zulassen -, dass der Weg zu Besserung, Linderung, Heilung und Genesung so einfach sein kann, sanft, oftmals ohne Schmerzen und Beschwerden und nebenwirkungsarm.

Wir haben die Erfahrung gemacht, dass Menschen, die sich einlassen können auf diese Art der Therapie, mit dieser Methode sehr gut geholfen werden kann.

Oftmals ist es auch hilfreich, wenn Menschen eine innere Anbindung an „Oben" haben, wenn ihnen Spiritualität nicht fremd ist, wenn sie den Glauben an einen Schöpfer zulassen können.

Denn wenn es nicht nur den Körper, sondern auch Seele und Geist gibt, dann muss es auch einen Schöpfer geben.

Die Behandlung mit dem Chromoson Perpetuum Robur®

Dauer einer Behandlung

Bei Erwachsenen dauert eine Behandlung ca. 1-1,5 Stunden, bei Kindern ca. 30-45 Minuten, je nach Alter. Bei Kleinkindern liegt die Behandlungsdauer zwischen 15 und 25 Minuten.

Je nach Beschwerden bzw. Erkrankung sollte die Behandlung über einige Zeit fortgesetzt werden, z.B. 10-20 Sitzungen. Mitunter erstrecken sich Behandlungen aber auch über einen längeren Zeitraum. Dies sollte mit dem Therapeuten besprochen werden, der auf der Basis der Gegebenheiten einen Therapieplan erstellen kann.

Sinnvoll ist auch eine Auffrischung in regelmäßigen Abständen - eine Behandlung alle 1-2 Monate -, um den Gesundheitszustand aufrechtzuerhalten.

Nach der Behandlung

Mitunter spüren Menschen schon während oder gleich nach der Behandlung eine Besserung ihrer Beschwerden, manchmal dauert es ein bis zwei Tage, bis eine Linderung zu spüren ist. Manche Menschen haben, ähnlich wie in der Homöopathie, eine Erstreaktion, bevor sich eine Besserung der Beschwerden einstellt. Meist spüren sie aber schnell, dass sie nach einer Behandlung ruhiger, gelassener und entspannter sind und aussehen.

Durch die energetische Behandlung kann es – vor allem bei Programmen für die Emotionen – auch zu einem starken Kältegefühl kommen.

Ähnlich wie bei einem Urlaub in den Bergen oder an der See kann es nach der Behandlung mit dem Chromoson zu wohliger Müdigkeit und Entspannung kommen.

Bei der Behandlung – chronischer – Erkrankungen des Knochensystems und des Bewegungs- und Stützapparates kann es mitunter eine länger anhaltende Erstreaktion geben – ein gutes Zeichen -, bevor die Beschwerden sich bessern.

Doch es kann auch positive „Nebenwirkungen" geben, wenn eine Behandlung sich so auswirkt, dass auch Probleme und Beschwerden, die gar nicht speziell behandelt wurden, gelindert und gebessert sind.

Nach der Energiezufuhr im feinstofflichen Bereich fordert dann meist auch der grobstoffliche Teil, der physische Körper, sein Recht und reagiert mit Hunger, d.h., dass es üblich ist, dass sich nach einer Chromosonbehandlung ein Hungergefühl einstellt. Der Klient sollte dann Essen zu sich nehmen.

Voraussetzungen für die Wirkung der Chromosontherapie

Sinn und Zweck der Chromosontherapie ist es, Beschwerden zu lindern und Erkrankungen und Krankheiten, wenn möglich, auszuheilen.

Damit ist aber auch ein Appell an die Vernunft, eine unserer sieben geistig-mentalen Fähigkeiten, impliziert.

Das heißt, wenn man eine Krankheit durch Stress, Überlastung, Überbelastung, durch seinen Lebensstil etc. erworben hat, dann ist es nicht besonders sinnvoll, nur zur Chromosontherapie zu gehen, um sich wieder „fit" machen zu lassen, um dann gleich wieder in das alte Muster zu verfallen. Das geht vielleicht eine Zeitlang gut, doch wird diese Rechnung langfristig nicht aufgehen.

Anders ausgedrückt: Man sollte auch versuchen, seinen Lebensstil und -rhythmus dahingehend zu ändern, dass auch langfristig gesehen Beschwerden gebessert und der Gesundheitszustand stabilisiert werden können.

Sich permanent wissentlich zu überlasten und z.B. im Fall von Rückenschmerzen zur Chromosontherapie zu gehen, um gleich danach wieder schwere Gartenarbeiten zu verrichten oder aber an einem Sport-Wettkampf teilzunehmen, ist, wie man sich denken kann, nicht besonders vernünftig und kann den Therapieerfolg schnell wieder zunichtemachen.

Die Chromosontherapie als Ordnungstherapie appelliert also an die Eigenverantwortlichkeit des Klienten, an die aktive Mitwirkung und somit an einen „mündigen Patienten". Die einzelnen Behandlungen unterstützen den Klienten dabei und fördern diesen Prozess.

Nachweis über den Therapieerfolg - die einzige Berechtigung für eine Therapie

Die Ergebnisse der Chromosontherapie lassen sich auch nachweisen, subjektiv durch die Wahrnehmung des Klienten und möglicherweise seiner Umgebung, aber auch objektiv durch eine medizinische Kontrolluntersuchung (Blut- oder Urinuntersuchung, Dunkelfeldbluttest, Allergietests etc.) oder z.B. im Falle von Behandlungen des Knochensystems durch bildgebende Verfahren.

Auch fotografisch lassen sich Behandlungserfolge dokumentieren und nachweisen, z.B. im Falle von Warzen, Verbrennungen, Entzündungen, z.B. einer Mastitis.

Im Falle eines Kinderwunsches ist die Schwangerschaft der Nachweis über den Therapieerfolg. Auch positive Veränderungen bei Tumorerkrankungen lassen sich dokumentieren.

Im Falle logopädischer Probleme lassen sich die Ergebnisse durch Kontrolluntersuchungen und –tests der Sprach- und Sprechfähigkeit nachweisen.

Auch in Fällen, in denen die Schulmedizin einen Patienten als austherapiert bezeichnet oder den Hinweis gibt, dass ein Klient mit einem bestimmten Leiden leben müsse, konnten oftmals Beschwerden gelindert und gebessert werden.

Wenn Klienten mit Tumoren ärztlicherseits nur noch eine geringe Lebensdauer prognostiziert wurde, so konnten wir oftmals feststellen, dass die Patienten bei begleitender Chromosontherapie oft doch noch längere Zeit bei verhältnismäßig guter Lebensqualität und nur geringen Schmerzen und infolgedessen nur geringen Gaben von Schmerzmitteln weiterleben konnten.

Welche Beschwerden und/oder Krankheiten lassen sich mit Chromosontherapie behandeln?

Die erstaunliche Antwort lautet: Eigentlich alle.

Doch nun stellt sich die eigentliche Frage: Wie kommt es, dass die unterschiedlichsten Beschwerden, Leiden, Krankheiten, die unterschiedlichsten psychischen und physischen Störungen mit dem Chromoson Perpetuum Robur®, mit ein und demselben Gerät, mit ein und derselben Methode behandelt werden können?

Wie schon erwähnt, wird in der Lehre der Chromosontherapie der Mensch als ganzheitliches Wesen betrachtet und in dieser Ganzheit, holistisch, d.h. Körper, Seele und Geist betreffend, behandelt. Anders ausgedrückt, man behandelt nicht die Krankheit, sondern den Menschen.

Durch die Behandlung mit dem Chromoson werden die Selbstheilungskräfte angeregt, das Immunsystem gestärkt, das Nervensystem entspannt und gestärkt.

Dadurch normalisieren sich auch bestimmte Körperfunktionen, was sich dann z.B. in Laborwerten widerspiegelt.

In der Therapie geht es dann darum, den Weg wieder zurückzugehen, durch die Chromosontherapie die Selbstheilungskräfte des Menschen anzuregen und das energetische Gleichgewicht wiederherzustellen, damit, wie es in der Ausbildung heißt, „tout revient à la normale", alles sich wieder normalisiert.

Da die Behandlung ganzheitlich ist, wirkt sie sich auf vielen verschiedenen Ebenen aus: körperlich - geistig - nervlich – mental – emotional.

Oftmals hat man den Eindruck, mit einer Behandlung Belastendes „abgeschüttelt" zu haben und gleichsam mit einer „Energiedusche" aufgeladen worden zu sein.

Beschwerden und Belastungen können leichter werden, Schmerzen können vergehen, man fühlt sich mehr „im Gleichgewicht", in seiner Mitte, in Harmonie mit sich und seiner Umwelt.

Die Alltagsprobleme empfindet man oft als weniger bedeutend oder hat durch die Behandlung vielleicht sogar Ideen bekommen, wie man sie lösen oder anders angehen kann.

Mit der Zeit bemerkt man oft auch, dass sich die psychische Befindlichkeit zum Positiven ändert und man ruhiger, gelassener und ausgeglichener ist und mit Problemen besser umgehen kann.

Die 7 Körpersysteme und ihre Erkrankungen

Das Ausscheidungssystem mit Niere und Blase

In der Chromosontherapie werden diesem System alle Erkrankungen von Niere und Blase zugeordnet, also z.B. Cystitis (Blasenentzündung), Nephritis (Nierenentzündung), Nierensteine, doch auch eine eingeschränkte Nierenfunktion etc. Erkrankungen, die mit einer unzureichenden Ausscheidung und Entgiftung zu tun haben, gehören mit in diesen Bereich, so z.B. diverse Hautkrankheiten wie Neurodermitis, Psoriasis etc., aber auch auf der Sinnesebene Krankheiten, Schwächen und Beschwerden aus dem Bereich der Augen.

Das Nervensystem

Diesem System werden alle nervlichen Erkrankungen zugeordnet sowie auf der Sinnesebene Erkrankungen aus dem Bereich der Ohren wie Otitis (Mittelohrentzündung), Tinnitus (Ohrgeräusche), Hörsturz etc.

Da in der heutigen Zeit viele Menschen ständig „unter Strom" stehen und die Nerven oft überbeansprucht sind, durch Überbelastung, aber auch aufgrund von Elektrosmog, der im Menschen ganz allgemein und ganz besonders bei elektrosensiblen Menschen „Elektrostress" auslösen kann, empfiehlt sich eine (Mit)behandlung des Nervensystems, was oftmals wesentlich zu Linderung und Besserung von vielerlei Beschwerden beiträgt.

Das reproduktive System: Endokrines System – Zellerneuerung – Fortpflanzung

In diesen Bereich gehören sowohl Störungen und Erkrankungen des Hormonsystems - Schilddrüsenerkrankungen, Diabetes, Kryptorchismus (Leistenhoden), schmerzhafte Regelblutung, Ausbleiben einer Schwangerschaft und unerfüllter Kinderwunsch, Klimakteriumsbeschwerden (Wechseljahrbeschwerden) etc. - wie auch Probleme mit der Zellerneuerung und in diesem Zusammenhang auch eine schlechte Wundheilung.

Das Herz-Kreislauf-System

In diesen Bereich gehören die verschiedenen Erkrankungen des Herz-Kreislauf-Systems, also z.B. Erkrankungen im Bereich der Herzkranzgefäße, Stenosen, Arteriosklerose, venöse und arterielle Durchblutungsstörungen, Hyper- und Hypotension, Claudicatio intermittens (Schaufensterkrankheit), Venenerkrankungen, schwere Beine etc.

Die Atemwege – Nase – Hals – Rachen – Bronchien - Lunge

In diesen Bereich gehören die Erkrankungen der Atemwege, vom Schnupfen und Husten über den grippalen Infekt bis hin zu akuten und chronischen Bronchitiden, Asthma, Allergien (Pollen, Hausstaub) und Lungenerkrankungen wie z.B. ein Lungenemphysem, COPD (chronisch-obstruktive Lungenerkrankung), doch auch bei Hautkrankheiten kann die Stärkung dieses Systems von großer Bedeutung sein.

Das Verdauungssystem: Magen – Leber – Galle - Darm

In diesen Bereich gehören die Erkrankungen des Verdauungstraktes, der vom Mund über Speiseröhre, Magen, Leber, Galle, den der Verdauung zugeordneten Teil der Bauchspeicheldrüse, Dünndarm und Dickdarm bis hin zum After geht, z.B. Verdauungsstörungen aller Art, Gastritis, Gallensteine, Colitis ulcerosa, Morbus Crohn, Völlegefühl, Darmträgheit, Obstipation, Diarrhö, Magen-Darm-Infekte, Erkrankungen der Leber, Probleme nach Fettabsaugen am Bauch etc., aber auch sogenannte „unspezifische Bauchschmerzen".

Wenn ärztliche Untersuchungen ohne Befund sind, werden diese Beschwerden (unspezifische Bauchschmerzen) vielleicht als psychosomatisch eingestuft.

Zum einen neigen Menschen, die leicht nervös werden und wo alles „auf den Magen" schlägt, zu dieser Art Beschwerden; meist ist es dann eher der Bereich des Solarplexus, der sensibel reagiert und behandelt werden muss. Auch Kinder mit Schulangst haben oft diese Art Bauchschmerzen.

Das Knochensystem und der Bewegungsapparat

In diesen Bereich gehören die verschiedenen Erkrankungen des Bewegungsapparates wie z.B. rheumatische Erkrankungen, Arthritis, Arthrose, Skoliose, Maus-Arm, Maus-Hand, Muskelkater, Schulter-Arm-Beschwerden, HWS-, BWS-, LWS-Beschwerden, Lumbalgien, Ischialgien, Bandscheibenprolaps, Wachstumsbeschwerden (bei Kindern und Jugendlichen), Beinlängendifferenz, Osteoporose etc., doch auch die Nachbehandlung nach Unfällen mit Verletzungen des Knochensystems und des Bewegungs- und Stützapparates.

Auch die **Zähne** werden ihrer Substanz nach diesem System zugeordnet und können – von außen, ohne jeglichen Kontakt mit den Zähnen - mit dem Chromoson behandelt werden.

Es werden natürlich nicht die Zähne selbst behandelt, was dem Heilpraktiker ja bekanntermaßen verboten und dem Zahnarzt vorbehalten ist, vielmehr können die Zahnsubstanz und das Zahnfleisch sowie der gesamte Kiefer energetisiert und dadurch in ihrer Funktion gestärkt werden.

„Alles ist mit allem verbunden"

Einer der Kernsätze in der Naturheilkunde und natürlich auch in der Chromosontherapie lautet:

„Alles ist mit allem verbunden, miteinander und untereinander."

So kann eine Fehlfunktion in einem Bereich diverse andere nach sich ziehen und eine Reihe von Störungen verursachen und lässt, wie schon weiter oben beschrieben, an ein Dominospiel denken, bei dem man, wenn man einen Dominostein antippt, alle anderen mit in Bewegung setzt. Und so können bei einem Krankheitsgeschehen viele verschiedene Faktoren zusammenkommen und eine Rolle spielen.

Psychische Befindlichkeitsstörungen

Die 7 Hauptemotionen

In der Lehre der Chromosontherapie geht man von sieben Hauptemotionen aus, die im Zusammenhang mit den sieben Körpersystemen stehen.

Die (negativen) Hauptemotionen sind: Angst – Zweifel – Gleichgültigkeit – Sich abgelehnt fühlen – Überempfindlichkeit – Entmutigung – Sich alles versagen.

Den negativen Emotionen gegenüber stehen die sieben (positiven) Hauptemotionen: Lebensfreude – Kraft – Wachheit – Mut – (inneres) Gleichgewicht – (innere) Ruhe – Realitätsbewusstsein.

AURA-FLORA (AF) –DIE EMOTIONEN DER FREUDE UND DER TRAURIGKEIT

AF 1201

– Emotion der Traurigkeit: Angst

– Emotion der Freude: Lebensfreude

Angst tritt bekanntlich in vielerlei Formen auf, ob es nun Schulangst, Angst vor Anforderungen, vor seinem Chef/seiner Chefin, vor Kollegen, einem Lehrer, dem Arzt oder dem Krankenhaus, Flugangst, Lebensangst, Angst, allein zu sein, Angst, abgelehnt zu werden, Angst, etwas falsch zu machen, Angst vor Armut, Angst vor Katastrophen etc. ist, um nur einige zu nennen.

Durch die Angst, die einen lähmt und blockiert, fehlt es an Lebensfreude und so kann z.B. eine depressive Verstimmung entstehen, aus der dann eine regelrechte Depression erwachsen kann. Wenn man jetzt eine Laboruntersuchung vornehmen würde, so könnte man wahrscheinlich feststellen, dass die „Glückshormone" (Serotonin-Werte) gesunken und dafür die Melatonin-Werte gestiegen sind, ein mögliches Indiz für eine einsetzende depressive Verstimmung.

Auf der Sinnesebene können die Augen „blockiert" sein, man sieht nicht mehr das „Licht am Ende des Tunnels" und das kann einen wütend machen, der Verstand, die Intelligenz kann ebenfalls aus dem Gleichgewicht geraten, die Situation kann einem „an die Nieren" gehen und so Entgiftung und Ausscheidung aus dem Gleichgewicht bringen, zu Störungen und Krankheiten im Bereich von Niere und Blase, aber auch beispielsweise zu Hautkrankheiten infolge unzureichender Entgiftung führen.

Ist diese Emotion im Gleichgewicht, so haben diese Menschen viel Lebensfreude.

AF 1202

– Emotion der Traurigkeit: Zweifel, Unsicherheit

– Emotion der Freude: (innere) Stärke und Kraft

Bei dieser Emotion der Traurigkeit geht es um Zweifel, Unsicherheit, Verunsicherung. Diese Unsicherheit will man natürlich nicht zeigen und versucht sie zu überspielen, was dann oftmals den Eindruck von Arroganz und Dünkel, Hochnäsigkeit und Hochmut erweckt.

Ist man unsicher, so macht man die Ohren zu, man hört nicht zu, man hört nicht mehr auf Dinge, die einem gesagt werden, was dann auf der tieferen, charakterlichen Ebene zu Stolz und Hochmut führen kann, auf der Ebene der mentalen Fähigkeiten ist die Reflexion, das Nachdenken, gestört oder blockiert.

Menschen mit dieser Konstellation haben oft den Eindruck, dass niemand ihnen helfen kann. Auf der Körperebene gehört in diesen Bereich das Nervensystem, das heutzutage bei sehr vielen Menschen angegriffen und überbeansprucht ist und in Mitleidenschaft gezogen sein kann. Man weiß alles (besser) und Beschwerden können sich im Bereich der Ohren niederschlagen, z.B. in Form einer Otitis (Mittelohrentzündung) oder eines Tinnitus (Ohrgeräusche).

Ist diese Emotion im Gleichgewicht, so haben diese Menschen viel innere Kraft und Stärke.

AF 1203

– Emotion der Traurigkeit: Gleichgültigkeit

– Emotion der Freude: (geistige) Wachheit

Dies scheint gleichsam die Emotion des Zeitgeistes zu sein.

Man ist „cool", alles ist einem gleichgültig, was man isst, was man trinkt, mit wem man zusammen ist etc. Was fehlt, ist die Wachheit im Geist, Achtsamkeit sich selbst und anderen gegenüber, Unterscheidungsfähigkeit.

Entscheidungen fallen ihnen schwer, weil die geistige Klarheit fehlt.

Doch auch „Nullbock" gehört in diesen Bereich; die Aufmerksamkeit, die Konzentration, das Gedächtnis und das Erinnerungsvermögen leiden darunter und deren Leistung lässt infolgedessen zu wünschen übrig und kann mit AF 1203 behandelt und gebessert werden.

Auf der Sinnesebene schmeckt man nichts mehr, alles schmeckt gleich.

Auf der Körperebene geht es um das „reproduktive System", d.h. das gesamte endokrine System, die Zellerneuerung inkl. schlechter Wundheilung sowie Probleme im Bereich der Fortpflanzung.

Ist diese Emotion im Gleichgewicht, so haben diese Menschen geistige Wachheit, können gut lernen und sich gut konzentrieren und haben ein gutes Gedächtnis.

AF 1204

– Emotion der Traurigkeit: Sich abgelehnt fühlen

– Emotion der Freude: Mut

Dies scheint eine typische Emotion in Deutschland zu sein: Man fühlt sich abgelehnt oder zumindest nicht so anerkannt, wie man es sich wünschen würde, dies schlägt sich nieder in Ungeduld, egal ob im Auto, beim Einkaufen oder beim Arzt.

Niemand kann oder will warten, man muss alles sofort erledigen können, muss sofort bedient werden etc., wenn nicht, reagiert man mit Aggressivität und auf der Ebene der mentalen Fähigkeiten ist das Denken in Mitleidenschaft gezogen.

Wenn man sich abgelehnt fühlt, muss man auf sich aufmerksam machen, die Aufmerksamkeit der Umgebung auf sich ziehen, sei es nun durch unkonventionelle Kleidung, wie es oftmals bei Jugendlichen zu finden ist, sei es durch eine bestimmte Sprechweise, wie es beispielsweise in der Jugendlichensprache üblich ist.

Das innere Gefühl der Ablehnung findet z.B. bei Frauen oftmals seinen Ausdruck in einer übertriebenen Benutzung dekorativer Kosmetika. Dieses Gefühl der Ablehnung ist es auch, das die Kliniken von Schönheitschirurgen füllt, die derzeit Hochkonjunktur haben: Das Aussehen ist alles, ist das Nonplusultra.

Man lehnt sich selbst ab und könnte ja abgelehnt werden von seiner Umgebung, wenn man keinen perfekten Körper hat.

Dass man abgelehnt werden könnte, weil man kein „perfekter" Mensch ist – emotional-geistig-seelisch betrachtet -, auf diese Idee kommt man anscheinend nicht – oder es ist einem egal.

Auch, dass das Leben andere Ziele haben könnte als nur eine äußere Schönheitspflege, scheint für manche Menschen nicht vorstellbar zu sein. Wie man sieht, ist alles nur eine Frage der Parameter, die man anlegt. Wer sich abgelehnt fühlt, sich und andere ablehnt, sich und andere „nicht riechen" kann, kann sich auch innerlich sehr einsam und allein fühlen. Auf der Sinnesebene leidet der Geruchssinn.

Doch das Gefühl der Ablehnung, der fehlenden Anerkennung, kann sich auch in Suchtverhalten und in Verhaltenssüchten – frz. gourmandise – äußern wie z.B. Genusssucht, Trunksucht, Medikamentensucht, Nikotinabhängigkeit, Drogenabhängigkeit, Sexsucht, Spielsucht, Esssucht, - aber auch Magersucht oder Gefallsucht. Auch ein Workaholic gehört in diesen Bereich.

Und auch der heutige Umgang mit digitalen Medien wie Handy, Smartphone, App, Computer, Computerspielen etc. – gehört, wenn er exzessiv betrieben wird, in diesen Bereich.

Das kann zu Abhängigkeit und bis hin zu „digitaler Demenz" führen und muss dann als pathologisch angesehen werden.

Jeder Mensch hat mehr oder weniger mit diesem Gefühl der Ablehnung, des Nicht-anerkannt-Werdens zu tun.

Menschen mit einem Ungleichgewicht bezüglich dieser Emotion leiden oft auch an Beschwerden im Halsbereich (belegte Stimme etc.).

Auf der Körperebene können diese Menschen mit Herz-Kreislauf-Krankheiten zu tun haben.

Ist diese Emotion im Gleichgewicht, so zeigen diese Menschen viel Mut, z.B. Mut zu sich selbst, Mut zur Konfrontation, Mut zur Geradlinigkeit etc.

AF 1205

– Emotion der Traurigkeit: Überempfindlichkeit

– Emotion der Freude: (inneres) Gleichgewicht, Ausgeglichenheit

Bei dieser Emotion geht es um Überempfindlichkeit. Ungerechtigkeiten oder das, was sie subjektiv als ungerecht empfinden, können Menschen mit dieser Disposition oftmals nur sehr schlecht oder gar nicht ertragen.

Sie neigen mitunter zu Selbstgerechtigkeit, d.h., dass nur sie Recht haben und nur ihr Handeln richtig ist, auch wenn erwiesenermaßen das Gegenteil der Fall ist. Sie selbst bestimmen, was richtig ist und was nicht, auch für andere.

Menschen mit dieser Emotion neigen auch dazu, schnell beleidigt zu sein und zeigen Überreaktionen, wenn irgendetwas nicht „nach ihrem oder seinem Kopf" geht. Dann ziehen sie sich in den „Schmollwinkel" zurück und sind nicht mehr ansprechbar. Es kann so weit gehen, dass auf der Sinnesebene der Tastsinn gestört oder blockiert ist und man nichts mehr „anrühren", nichts mehr anpacken mag.

Auch Neugier, Neid und Hass gehören in diesen Bereich. Menschen, bei denen diese Emotion im Ungleichgewicht ist, sind oft hypersensibel.

Diese Emotion der Überempfindlichkeit äußert sich auf der Körperebene oft mit einer Disposition zu Erkrankungen der Atemwege, Asthma, Bronchitis, Heuschnupfen, aber auch mit Allergiebereitschaft und Hautkrankheiten, man ist „dünnhäutig" und verträgt nichts auf der Haut. Ein solcher Mensch hat „überschießende Reaktionen", die sich in Form von Allergien äußern können.

Ist diese Emotion im Gleichgewicht, so sind diese Menschen sehr ausgeglichen, spüren viel und eignen sich z.B. gut für einen therapeutischen Beruf oder eine Tätigkeit im Bereich der Jurisprudenz.

AF 1206

– Emotion der Traurigkeit: Entmutigung

– Emotion der Freude: (innere, geistige) Ruhe

Bei dieser Emotion geht es um das Gefühl der Entmutigung, eine sehr tiefgehende Emotion, die zu behandeln sehr wichtig ist, da sie zu Inaktivität sowohl körperlich wie geistig führen kann.

Die Gefahr ist groß, dass ein Mensch, bei dem diese Emotion im Ungleichgewicht ist, stagniert, wenig Ehrgeiz hat und wenige Anstrengungen unternimmt. Körperlich gesehen würde das bedeuten, man ist faul und träge, geistig, dass man sich nicht weiterentwickeln will.

Auf körperlicher Ebene hat diese Emotion zu tun mit dem Verdauungssystem, das, wenn diese Emotion betroffen ist, ebenfalls in Trägheit verfallen kann. Bei Menschen mit dieser Konstellation kann es, wenn sich zu viele Probleme zeigen oder Probleme unüberwindlich oder Situationen ausweglos erscheinen, schnell zu einem Gefühl der Entmutigung oder sogar der Verzweiflung kommen.

Die Entmutigung mit der Folge der Inaktivität und der Trägheit kann sich in Form von Darm-Trägheit auf die Verdauung auswirken.

Dies kann dann zu Bauchschmerzen und unangenehmem Völlegefühl führen.

Doch auch das Gegenteil, also Durchfall, kann mitunter die Folge sein, insbesondere, wenn der betreffende Mensch nervlich instabil ist.

Oftmals fühlen sich Menschen mit dieser Konstellation auch immer und überall irgendwie schuldig und (mit)verantwortlich und haben oftmals schnell und vielfach ganz unbegründet ein schlechtes Gewissen.

Auf der Sinnesebene ist der Sinn der Intuition gestört.

Kinder mit dieser Konstellation sind oft durch die zum Teil hohen Anforderungen in der Schule entmutigt und verfallen dann mitunter in Untätigkeit und Trägheit.

Dies scheint uns eine Emotion zu sein, die auf England zugeschnitten ist. Wenn der Engländer nicht über eine gewisse innere Ruhe verfügen würde, wäre er nicht in der Lage zu „queuen", überall Schlange zu stehen, eine Eigenschaft, die man bei einem Deutschen wohl vergeblich suchen würde.

Ist ein Mensch mit dieser Konstellation in seinem Gleichgewicht, so ist er vorsichtig und klug, hat innere Ruhe und verfügt über geistige Kraft.

AF 1207

– Emotion der Traurigkeit: Sich alles versagen

– Emotion der Freude: Realitätsbewusstsein

Diese Emotion hat mit fehlendem Realitätsbewusstsein zu tun. Menschen, bei denen diese Emotion im Ungleichgewicht ist, neigen zu übertriebener Sorge.

Sie können sich nicht öffnen, können oder wollen nicht loslassen, geizen mit allem, nicht unbedingt materiell gesehen, sondern es kann sein, dass man dazu neigt, sich selbst und anderen nichts zu gönnen.

Man versagt sich vieles, ist sparsam, ist misstrauisch Neuem, Unbekanntem, aber auch neuen Menschen gegenüber, die Menschen sind oftmals verschlossen und „zugeknöpft", es fällt ihnen schwer, offen zu sein für etwas Neues, sie sind starrköpfig, stur, versteinert und verknöchert und weigern und verweigern sich gerne. Aus dem Gleichgewicht gerät dadurch auch das Realitätsbewusstsein, man sieht die Dinge nicht mehr so, wie sie sind und/oder neigt vielleicht auch zu übertriebener Sorge.

Auf der Körperebene sind das Knochensystem und der Bewegungsapparat betroffen. Auf tieferer Ebene spürt der Mensch dann nicht mehr so viel, der Sinn der Anziehung ist gestört oder blockiert, man merkt und spürt nicht mehr, was gut für einen ist, man ist verschlossen, fixiert, geizt mit vielem und es fehlt an Ideen.

Ist diese Emotion im Gleichgewicht, so verfügen diese Menschen über ein ausgeprägtes Realitätsbewusstsein.

AF 1208

– „Erste-Hilfe"
- Vollständige (geistige) Entspannung

Hier geht es nun nicht um eine der sieben Hauptemotionen.

AF 1208, die „Erste-Hilfe-Tropfen" zur „vollständigen Entspannung", ist eine Kombination dreier Emotionen, die im Falle eines – psychischen – Schocks, eines belastenden Erlebnisses etc., einer großen Aufregung, bei und nach einem Unfall eingesetzt werden kann und dazu beiträgt, den Menschen zu beruhigen und wieder ins Gleichgewicht zu bringen.

Diese Mischung dreier Essenzen ist für Kinder wie für Erwachsene geeignet, dient der mental-psychischen Entspannung und hilft beim „Abschalten", wenn die Gedanken kreisen, kann beruhigen, wenn man sich aufgeregt hat, wenn man einen Unfall, einen Streit oder ein anderes als traumatisch empfundenes Erlebnis gehabt hat und hilft beim Einschlafen. Es hilft auch sehr gut, wenn ein Kind sich verletzt hat.

AF 1208 ist auch angezeigt bei Menschen mit Schlafstörungen, einem überreizten Nervensystem etc.

Fazit

Natürlich ist es niemals nur eine Emotion allein, die wirksam ist. Es ist immer eine Mischung verschiedener Emotionen und Befindlichkeiten.

Schließlich ist ja alles mit- und untereinander verbunden.

Der erfahrene Chromosontherapeut wird sehen, an welcher Stelle er beginnen muss, um einen Menschen wieder in seine Mitte, in Harmonie und ins Gleichgewicht zu bringen. Dabei helfen ihm die Heliosmeteranalyse und die Auswertung des Heliosmeterblattes des Klienten.

Was geschieht in einem Menschen, wenn er sein inneres Gleichgewicht verliert?

Die unsichtbaren energetischen Schichten, die unseren sichtbaren physischen Körper umgeben und eine natürliche Schutzschicht und Schutzhülle des Körpers darstellen - auch Aura genannt -, sind verschwindend klein geworden oder quasi nicht mehr existent, und können ihre Aufgabe, den Körper energetisch zu ernähren und zu versorgen, nicht mehr erfüllen.

Die Folge ist, dass ein Körpersystem nach dem anderen schwächer wird und letztendlich in Agonie verfällt. Es kann zu Störungen und Beeinträchtigungen jedes einzelnen Körpersystems kommen.

Da alles mit allem verbunden ist, gerät die mit dem jeweiligen Körpersystem verbundene Emotion ebenfalls aus dem Gleichgewicht.

Dies bedeutet eine Veränderung der psychischen Befindlichkeit, ein Mensch, der sonst Kraft hat, fühlt sich unsicher, zweifelt an sich, ein Mensch, der normalerweise Lebensfreude an den Tag legt, reagiert ängstlich oder wird schnell wütend und sieht nicht mehr klar. Ein Mensch, der geistig wach ist, wird vergesslich und unkonzentriert.

Ein Mensch, der normalerweise Mut hat, mutig ist, fühlt sich abgelehnt, wird aggressiv und ungeduldig und entwickelt möglicherweise ein hohes Suchtpotential, ein Mensch, der „Antennen" hat für alles und über einen ausgeprägten Gerechtigkeitssinn verfügt, wird überempfindlich und ist schnell beleidigt und will - durch eine Störung im Tastsinn - nichts mehr „anrühren" (auch im übertragenen Sinne).

Ein Mensch, der normalerweise ruhig, bedacht, gelassen ist, verliert den Mut, ist entmutigt und sogar verzweifelt, ein Mensch, der mit beiden Beinen auf dem Boden steht und voll in der Realität ist, verliert sein Realitätsbewusstsein. Er wird unflexibel, verknöchert oder versteinert, missachtet seine eigenen Bedürfnisse oder nimmt sie überhaupt nicht (mehr) wahr, versagt sich alles, geizt mit allem, gönnt sich und anderen nichts mehr. Außerdem ist das Nervensystem angegriffen und überreizt.

Es ist, als ob der Körper Warnsignale aussendet, um darauf hinzuweisen, dass etwas nicht in Ordnung ist, vergleichbar vielleicht mit einem roten Lämpchen im Auto, das signalisiert, dass irgendetwas nicht stimmt.

Dieses Signal kann man nun einfach nicht beachten, übersehen, überhören, „ausschalten", doch ist die Gefahr, dass die Signale immer mehr an Deutlichkeit zunehmen, sehr groß, d.h., es besteht die Gefahr, dass die Störungen, Beschwerden, Erkrankungen immer schwerer werden.

Mitunter kann es auch zu Unfällen kommen.

Chromosontherapie zur Wiederherstellung des energetischen Gleichgewichts

Bei der Wiederherstellung des energetischen Gleichgewichts kann die Chromosontherapie sehr gute Dienste leisten, da ihre Besonderheit darin besteht, dass sie nicht nur Energieflüsse ausgleichen und wieder ins Gleichgewicht bringen, die Abwehrkräfte stärken, die Selbstheilungskräfte anregen, die Nerven beruhigen und stärken kann, sondern dem gestressten oder sogar „ausgebrannten" Menschen wieder Energie zuführen und ihn energetisch wieder aufladen kann.

So kann durch die energetische Harmonisierung mit dem Chromoson der Mensch in seiner Ganzheit von Körper, Seele und Geist physisch und psychisch wieder ins Gleichgewicht gelangen.

Durch regelmäßige Aura-Behandlungen können die Auraschichten wieder mit Energie versorgt, energetisch „aufgeladen" und dadurch wieder zum Leben erweckt werden und so ihre normale Funktion wieder aufnehmen. Die Nerven können beruhigt und gestärkt werden. Behandlungen der Polarität dienen dazu, den Menschen energetisch wieder ins Gleichgewicht und in seine Mitte zu bringen.

Hinzu kommt die Behandlung der Emotionen, die im Ungleichgewicht sind und dazu geführt haben, dass der Mensch überhaupt erst in diese Situation geraten ist und sich dieses Krankheitsbild entwickelt hat. Welche Emotionen das genau sind, lässt sich auf Grund der Anamnese und mit Blick auf das Heliosmeterblatt feststellen.

Durch die Aura-Behandlungen wird allen Körpersystemen Energie zugeführt, der Mensch fühlt sich energetisch wieder aufgeladen.

Je nachdem, wie viel Stress der Mensch angesammelt hat, muss die Aura-Behandlung in regelmäßigen Abständen wiederholt werden. Man könnte es vergleichen mit einem Auto, das auch in regelmäßigen Abständen wieder aufgetankt und gewartet werden muss.

Weiterhin ist die Behandlung der Polarität notwendig, um das innere Gleichgewicht wiederherzustellen und die Nerven mit diesem Programm oder mit speziellen Nervenprogrammen zu beruhigen und zu stärken.

In der Folge dann die Emotionen, die angegriffen und aus dem Gleichgewicht geraten sind, was dazu geführt hat, dass überhaupt ein Überstress, eine (Stressfolge)erkrankung oder ein Burnout entstehen konnte. Diese Emotionen müssen individuell betrachtet werden.

So kann es z.B. sein, dass der oder die Betroffene auf den übergroßen Stress mit Aggressivität reagiert oder vielleicht mit erhöhter Suchtgefahr. Ein anderer reagiert vielleicht verstärkt mit depressiver Verstimmung oder Depression, wieder ein anderer mit Überempfindlichkeit, Zweifel, Verzweiflung, Realitätsverlust etc.

Mit der Heliosmeteranalyse steht dem erfahrenen Chromosontherapeuten ein hervorragendes diagnostisches Mittel zur Verfügung, um herauszufinden, welche Emotionen und welche Körpersysteme besonders betroffen und welche vorrangig zu behandeln sind, um den kranken Menschen wieder in sein natürliches Gleichgewicht (Homöostase) zu bringen.

Gerade im Falle eines **Burnout** sind es meist drei emotionale Bereiche, die vorrangig zu behandeln sind: AF 1201 Angst/Lebensfreude – AF 1204 Sich-Abgelehnt-Fühlen/Mut – AF 1207 Übertriebene Sorge/Realitätsbewusstsein, wobei die Ausprägung der Emotionen sowie auch die Reihenfolge der Wichtigkeit für die Behandlung unterschiedlich sein können.

Ein Mensch, der an einem Burnout erkrankt ist, leidet oftmals darunter, dass er sich nicht in dem Maße anerkannt fühlt, wie er es gerne hätte.

Daraus kann sich ein Suchtpotential entwickeln, das sich z.B. in Arbeitswut äußert und den Betroffenen zum Workaholic werden lässt – es erinnert an das Märchen vom Rumpelstilzchen, in dem die Müllerstochter immer mehr Stroh zu Gold spinnen muss - , um sich und anderen zu beweisen, wie gut er/sie ist.

Auf der Körperebene können Herz und Kreislauf in Mitleidenschaft gezogen sein. Das ist die Thematik, die man mit AF 1204 behandeln kann, jedoch unter Berücksichtigung der Heliosmeteranalyse.

Da man immer mehr arbeiten muss, reicht die Zeit natürlich nicht, sich auch um die eigenen Bedürfnisse zu kümmern, man neigt dazu, sich – und vielleicht auch anderen – alles zu versagen, neigt zu festen Vorstellungen, - es muss so sein und nicht anders - , und wird immer starrer, fixierter, versteinerter, verknöcherter und verweigert vieles.

Die Flexibilität geht verloren. Auf der Körperebene kann sich das auswirken auf das Knochensystem und den Bewegungsapparat, es kann zu Rückenschmerzen und Gelenkbeschwerden kommen.

Diese ganze Thematik lässt sich - auch wieder unter Berücksichtigung des entsprechenden Heliosmeterblattes - mit AF 1207 behandeln. - Hat man für nichts mehr Zeit, so hat man erfahrungsgemäß auch zu nichts mehr Lust und die Lebensfreude geht teilweise oder ganz und gar verloren und es kommt zu Gefühlen von Depression, aber auch Ängsten und Panikattacken.

Auf der Körperebene können die Augen in Mitleidenschaft gezogen sein sowie auch Niere und Blase. Dieser Bereich lässt sich behandeln mit AF 1201, auch wieder natürlich unter Berücksichtigung des Heliosmeterblattes und dessen Auswertung in der Heliosmeteranalyse.

Diese drei Bereiche - AF 1201, AF 1204, AF 1207 - gehören in der Chromosontherapie eng zusammen und es müssen meist, wenn eines davon angezeigt ist, alle drei behandelt werden, um dem Betroffenen zu einer nachhaltigen Besserung verhelfen zu können.

Mit dem Einsatz des Chromoson Perpetuum Robur® bietet sich außerdem eine hervorragende Möglichkeit, schon präventiv Behandlungen durchzuführen, um den Energiehaushalt des Menschen im Gleichgewicht zu halten, Schwachpunkte zu stärken und Defizite auszugleichen, damit es gar nicht erst zu Stress(folge)erkrankungen oder gar zu einem Burnout kommt. Doch natürlich ist es auch möglich, mit dem Chromoson Behandlungen durchzuführen, wenn der Stress schon Folgeerkrankungen verursacht hat.

Die Behandlung der Emotionen

Beschwerden und Erkrankungen liegen gemäß der Lehre in der Chromosontherapie Emotionen zugrunde, die der Auslöser für bestimmte körperliche Erkrankungen sein können und im Anschluss an die körperlichen Beschwerden oder begleitend dazu mitbehandelt werden sollten, um eine dauerhafte Besserung und Linderung zu erreichen.

Welche Emotionen das sind, die einen Menschen aus seinem energetischen Gleichgewicht bringen, können wir dem Heliosmeterblatt (franz. fiche) entnehmen, das dem erfahrenen Chromosontherapeuten Auskunft gibt über bestimmte Konstellationen, Belastungen und Schwächen, aber auch über die Stärken einer Person. Die vom Klienten genannten Beschwerden und Befindlichkeiten können mit Hilfe von Aura-Flora®-Programmen behandelt und gebessert werden.

Anhand dieses Heliosmeterblattes und im Gespräch mit dem Klienten kann der geschulte Chromosontherapeut herausfinden, welche Bereiche in welcher Reihenfolge behandelt werden sollten im Hinblick auf eine nachhaltige Stärkung und Besserung.

Gemäß der Lehre in der Chromosontherapie ist es immer sinnvoll und angezeigt, nicht nur ein Krankheitsgeschehen bzw. die vom Klienten genannten Beschwerden und Befindlichkeiten, sondern auch die damit verbundenen Emotionen, die in der Chromosontherapie als auslösender Impuls für eine bestimmte Störung angesehen werden und gleichsam eine „Trigger"-Funktion haben, mit den dafür vorgesehenen Aura-Flora®-Programmen zu behandeln.

Durch die Behandlung werden die positiven Emotionen gestärkt, die negativen verlieren dadurch an Kraft und werden weniger.

Die negativen Emotionen werden also nicht „gelöscht", sondern stehen dem Menschen dann umgewandelt in Form von positiven Emotionen zur Verfügung und stärken somit den ganzen Menschen.

Auch Verhaltensauffälligkeiten - man würde sie in der Chromosontherapie als negative Emotionen bzw. negative Charaktereigenschaften bezeichnen - können mit Hilfe der Emotionsprogramme behandelt und gebessert werden.

Doch kann es nach der Behandlung der Emotionen auch noch tiefer gehen. So gibt es Behandlungen für die Sinne, den Charakter und die geistig-mentalen Fähigkeiten.

FALLBEISPIELE

Das A und O: Das Immunsystem

Bekanntermaßen spielt das Immunsystem eine zentrale Rolle bei Erkrankungen. Krankheiten, Beschwerden und Anfälligkeiten werden zurückgeführt auf ein geschwächtes oder fehlgesteuertes Immunsystem.

In der Chromosontherapie ist daher die Stärkung des Immunsystems ein grundlegendes Thema, und meist wird schon mit der ersten Behandlung damit begonnen, das Immunsystem zu stärken.

Im Laufe der Behandlungen mit dem Chromoson Perpetuum Robur® ist immer wieder festzustellen, dass das Immunsystem stärker und widerstandsfähiger wird und fehlgesteuerte Aktivitäten des Immunsystems sich normalisieren, z.B. im Falle von **Allergien**, **Mykosen** etc., doch auch z.B. im Falle von **Multipler Sklerose** (MS) scheint das Immunsystem eine nicht unerhebliche Rolle zu spielen.

Ein Fall von MS, der ausgeheilt wurde, war es auch, der in der Schweiz zur Anerkennung der Chromosontherapie durch eine Schweizer Krankenkasse führte, die aber auf Grund einer Gesetzesänderung inzwischen keine Gültigkeit mehr hat.

Die Stärkung des Immunsystems und damit der Abwehr durch die Chromosonbehandlungen führt auch dazu, dass die Infektanfälligkeit und –häufigkeit sowie die Schwere dieser Erkrankungen nachlässt und zurückgeht.

Hier ist die Aura-Reinigung und Stärkung das Programm der Wahl, wenn bei Erwachsenen das Immunsystem schwach und bei Kindern noch nicht stark entwickelt ist.

Viele russlanddeutsche Migrantenkinder – wie auch Erwachsene – haben, wie wir feststellen konnten – wohl als Folge der Auswirkungen von Tschernobyl - ein sehr schwaches Immunsystem und neigen dann oftmals zu starker **Warzenbildung**.

Ein 3-jähriger Junge kam in die Praxis, weil sein ganzer Körper mit Warzen übersät war. Seine Mutter sorgte dafür, dass er mindestens einmal wöchentlich behandelt wurde und führte auch zu Hause die Behandlung mit BM 1042 und Chelidonium (Schöllkraut) regelmäßig fort.

Sehr langsam wurden die Warzen weniger, sie fielen gleichsam ab, wie die Mutter berichtete, bis zum Schluss alle Warzen verschwunden waren. Die Behandlung zog sich über 1 Jahr hin.

Die Stärkung des Immunsystems kann auch bewirken, dass z.B. überschießende Reaktionen allergischer Natur geringer werden. Hierzu ein Fallbeispiel:

Eine 32-jährige Klientin, die schon seit längerer Zeit zur Chromosontherapie kommt – inzwischen waren wir beim Meridianprogramm angelangt -, war von einer Biene in die Fußsohle gestochen worden, was bei ihr bisher immer eine starke allergische Reaktion bis fast zum **anaphylaktischen Schock** ausgelöst hatte.

Dieses Mal – es war der erste Stich dieser Art, seit sie zur Chromosontherapie kam - war zwar eine Rötung und eine leichte Schwellung zu sehen und die Klientin klagte über Schmerzen beim Auftreten.

Da sie ohnehin einen Termin in der Praxis ausgemacht hatte, konnten wir die Folgen des Bienenstichs mitbehandeln, mit violett und BM 1042.

Die Reaktion auf den Stich war sehr gering. Während früher oft über Nacht die Einstichstelle stark anschwoll, gab es dieses Mal nur eine leichte Schwellung.

Nach der Behandlung ließen auch die o.g. Beschwerden nach. Die allopathischen Medikamente aus ihrem Notfallkoffer waren nicht erforderlich.

Nervensystem

Multiple Sklerose

Seit 2 Jahren litt die 53-jährige Klientin schon an der Krankheit, als sie zufällig unsere Naturheilpraxis aufsuchte. Die Klientin hatte ihren Beruf im therapeutischen Bereich aufgeben müssen, saß im Rollstuhl und merkte immer mehr den körperlichen Verfall.

Das rechte Bein ließ sich nicht mehr bewegen, sie konnte nur unter Zuhilfenahme der Hände das Bein aus dem Auto herausheben.

Schon nach einer Behandlung merkte sie ein Kribbeln im rechten Bein und Fuß und konnte beim Einsteigen ins Auto das rechte Bein anheben, anstatt es mit der Hand in den Innenraum ziehen zu müssen.

Nach der zweiten Behandlung verstärkte sich dieser Effekt noch. Anschließend trat sie in Begleitung ihres Mannes eine Reise zu weit entfernt wohnenden Familienmitgliedern an. Die Wirkung der Behandlung hielt weiter an.

Es gelang ihr, mit Krücken eine kleine Strecke zu laufen, was zuvor ebenfalls nicht möglich war. Ein Jahr lang kam sie regelmäßig einmal im Monat für jeweils vier Behandlungen in Intensivtherapie. Nach einigen Monaten konnte sie fast gänzlich auf den Rollstuhl verzichten, benötigte schließlich auch keine Krücken mehr.

Gleichzeitig reduzierte sie mittels einer speziellen Diät ihr starkes Übergewicht um 25 kg in 12 Monaten. Im Laufe der Zeit gelang es ihr, immer besser und ausdauernder zu gehen.

Sowohl behandelnde Ärzte und Krankenschwestern wie Physiotherapeuten bemerkten die Besserung der Symptome und äußerten auch, dass sie es eigentlich nicht kennen, dass es bei dieser Krankheit eklatante Besserungen gibt und die Krankheitssymptome rückläufig sind.

Im Laufe der Therapiesitzungen gelangen ihr weitere Fortschritte. Zunächst wurde das rechte Bein immer beweglicher. Sie konnte es anheben, bewegen, kreisen etc. Sie konnte wieder Stufen hinauf- und hinuntergehen.

Sie lernte wieder, das Gleichgewicht zu halten, so dass sie, wenn sie zu einem Therapiewochenende kam, beim Frühstück im Hotel wieder selbst ihr Tablett tragen konnte.

Dabei war es zunächst beschwerlich und ungewohnt, ohne Krücken zu gehen. Sie musste wieder lernen, aufrecht zu gehen und beim Gehen im Gleichgewicht zu bleiben; zuvor hatte sie sich ja auf die Gehhilfen gestützt und war vornüber gebeugt gelaufen.

Die Klientin war mit dem erreichten Resultat zufrieden und beendete wegen der langen und beschwerlichen Reise – sie reiste aus dem benachbarten Ausland an – nach einem Jahr die Therapie auf eigenen Wunsch.

Sie konnte nun wieder weitgehend selbständig zurechtkommen, selbst einkaufen gehen, sogar längere Wege in Einkaufszentren zurücklegen. Ihr Arzt hatte sogar befürwortet, dass sie wieder normal mit dem Auto fahren konnte, nachdem das kranke Bein wieder über 15 kg Druckkraft verfügte.

Das reproduktive System

Wundheilung

Die 60-jährige Klientin musste sich nach der Diagnose Mamma-Carcinom einer Operation an der Brust unterziehen. Wunden heilten bei ihr schon immer sehr schlecht ab. Sie kam nach der Operation regelmäßig zur Chromosonbehandlung, i.a. 1x pro Monat für ein Intensivwochenende mit 4 verschiedenen Behandlungen. Bei einer Kontrolluntersuchung 4 Monate nach der Operation stellte die behandelnde Chirurgin fest, dass die Wunde so gut abgeheilt sei, wie es sonst erst nach einem Jahr der Fall ist.

Kinderwunsch

Die 39-jährige Klientin hatte einen ausgeprägten Kinderwunsch, doch bisher hatte sie jahrelang nur Fehlgeburten erlitten. Sie kam regelmäßig zur Chromosonbehandlung, im Allgemeinen einmal pro Woche. Nach 2 Jahren der Behandlung wurde sie schwanger und brachte mit 42 Jahren einen gesunden Jungen zur Welt. Einige Zeit später wurde sie wieder schwanger und bekam im Alter von 46 Jahren ein gesundes Mädchen.

In vielen Fällen sind nur ca. 10-20 Behandlungen nötig, damit eine Schwangerschaft zustande kommt. Oftmals ist es nur ein kleiner Temperaturunterschied, der verhindert, dass es zu einer Schwangerschaft kommt.

Diabetes II

Ein 56-jähriger Klient litt an Diabetes II, musste regelmäßig Medikamente einnehmen und seine Ernährung umstellen und strikt Diät halten.

Im Laufe der Behandlungen mit dem Chromoson besserte sich der Diabetes. Nach 12 Monaten, in denen der Klient einmal im Monat für ein Intensivwochenende mit jeweils 4 Behandlungen kam, waren die Werte normal. Ein Diabetes war nicht mehr festzustellen.

Herz-Kreislauf

Herzkranzgefäße

Bei einem 80-jährigen Klienten wurden ein 90- und ein 50-prozentiger Verschluss eines Herzkranzgefäßes festgestellt. Der 90-prozentige Verschluss wurde dilatiert, ein Stent wurde eingesetzt, um das Gefäß offenzuhalten.

Der Klient ließ sich regelmäßig – zunächst wöchentlich, dann alle 2 Wochen – mit dem Chromoson behandeln und nahm die dazugehörigen Bio-Mineralis®-Produkte ein. Außerdem bewegte er sich regelmäßig, wie ihm vom Arzt empfohlen worden war.

Bei einer späteren Kontrolluntersuchung waren keinerlei Verengungen mehr festzustellen. Der Klient ist mittlerweile über 90 Jahre alt und auch aktuelle kardiologische Untersuchungen sind unauffällig. Der Patient hat keine Beschwerden und der behandelnde Kardiologe äußerte sich zufrieden mit dem Befund.

Bypass-Operation mit Austausch einer Herzklappe

Eine Klientin, 58 Jahre, kommt wegen diverser Beschwerden schon länger in recht regelmäßigen Abständen zur Behandlung in unsere Praxis. Bei einer kardiologischen Untersuchung wurde die Notwendigkeit einer Bypass-Operation mit Austausch einer Herzklappe festgestellt, der die Klientin sich unterzog.

Nach OP und Rehabilitation konnte sie die Chromosonbehandlungen fortsetzen. Gleichzeitig musste sie natürlich den ärztlichen Ratschlägen und Medikationen Folge leisten und auch an speziellen Übungen in einer Herzsportgruppe teilnehmen. Die Rehabilitation sowie auch die folgenden Kontrolluntersuchungen brachten beste Resultate, besser als bei ihren (Mit)patienten mit vergleichbarer Erkrankung.

Schlaganfall

Eine Klientin, 64 Jahre, konnte in Folge eines Schlaganfalls ihre Finger nicht in der gewünschten Weise bewegen. Die Feinmotorik war gestört.

Ergotherapie und Physiotherapie hatten große Verbesserungen gebracht, doch die Klientin war nicht in der Lage, z.B. eine Kartoffel oder einen Apfel zu schälen. Vor unserer Praxis traf sie eine Bekannte, der sie ihr Leid klagte. Die langjährige Klientin verwies sofort auf die Chromosontherapie und schickte sie zu uns. Schon nach wenigen Behandlungen merkte die Klientin eine Verbesserung in der Feinmotorik. Nach 11 Sitzungen konnte sie die Therapie beenden und war wieder im Vollbesitz ihrer feinmotorischen Möglichkeiten.

Atemwege

Heuschnupfen

Eine 20-jährige Studentin kam wegen Heuschnupfen in Behandlung.

Nach einigen wenigen Behandlungen (Aura, Drei Farben, Emotionsbehandlungen) war die Situation stabil, der Heuschnupfen nahezu verschwunden.

Sie benötigte keine Medikamente mehr. Im darauffolgenden Jahr kam sie nochmals in Behandlung. Bereits nach einer Behandlung besserten sich die Symptome und die Therapieabstände konnten bald auf ein bis zwei Wochen verlängert und nach 8 Behandlungen ganz eingestellt werden, nachdem die Klientin symptomfrei war.

Heuschnupfen kann mit der Chromosontherapie sowohl außerhalb als auch während der Heuschnupfensaison behandelt werden.

Bronchialasthma

Eine Klientin, 54 Jahre, kam wegen chronischen Bronchialasthmas zur Behandlung. Sie litt schon viele Jahre an der Krankheit.

Zuvor hatte sie, um ihre Erkrankung in den Griff zu bekommen, ihre Medikamentendosis ständig erhöhen müssen. Mit Beginn der Chromosontherapie bemerkte sie eine Besserung ihrer Beschwerden.

Sie kam dann über einen längeren Zeitraum einmal monatlich in Intensivbehandlung. Der Lungenspezialist bestätigte ihr nach Abschluss der Chromosontherapie (144 Sitzungen) bei einer eingehenden Untersuchung den Therapieerfolg der alternativen Methode.

Die Behandlung hat sich im vorliegenden Fall besonders lange hingezogen, da die Klientin diverse Beschwerden hatte und die Krankheit schon über Jahre bestand. Meist lässt sich eine nachhaltige Besserung bereits nach 10-20 Behandlungen erzielen.

Verdauung

Darmträgheit

Ein 11-jähriger Junge hatte gelegentlich mit Bauchschmerzen infolge Darmträgheit zu tun. Mitunter hatte er tagelang keinen Stuhlgang. Mit Blick auf das Heliosmeterblatt konnte man feststellen, dass in diesem Bereich energetische Störungen und Ungleichgewichte vorlagen. Da er wegen anderer Beschwerden regelmäßig in Behandlung kam, genügte eine Behandlung, um die Verdauung anzuregen. Schon wenige Stunden nach der Behandlung konnte er Stuhl absetzen. Die Behandlung wurde gelegentlich wiederholt. Das Problem der Darmträgheit hat sich gebessert, die Situation insgesamt stabilisiert.

Fettpölsterchen am Bauch

Eine 55-jährige Klientin, die sich Fett am Bauch hatte absaugen lassen, litt – meist auch im Zusammenhang mit nervöser Unruhe und großem Stress – an Bauchschmerzen. Sie kam oft mit stark aufgeschwollenem Bauch zur Behandlung, der Bauch war dermaßen aufgeschwollen, dass sie die Hose nicht schließen konnte. Da sie wegen diverser anderer Beschwerden regelmäßig in Behandlung kam, genügte meist eine einzige Behandlung, um den Bauch abschwellen zu lassen.

Nach der Behandlung normalisierte sich der Bauchumfang, was man daran sehen konnte, dass die Hose sich wieder ganz normal schließen ließ und wieder gut passte. Die Beschwerden ließen sich in kurzer Zeit beheben und traten im Laufe der Zeit nur noch in größeren Intervallen und in besonders stressvollen Momenten auf.

Knochensystem und Bewegungsapparat

Fingerarthrose

Ein 62-jähriger Klient hatte eine Fingerarthrose. Ein Fingergelenk war versteift worden.

Er erhielt lokale Medikamentengaben, doch er hatte ständig Schmerzen und konnte keinerlei normale Arbeiten mit der Hand verrichten.

Schon nach der ersten Chromosonbehandlung merkte er eine leichte Besserung, kam dann zunächst zweimal wöchentlich, dann einmal wöchentlich, dann ca. alle 2-3 Wochen in Behandlung.

Seine Hände konnte er schon nach wenigen Monaten der Therapie wieder gebrauchen, z.B. bei Gartenarbeiten oder handwerklichen Arbeiten, die Schmerzen sind weggegangen. Er kann seine Hand wieder ganz normal, ohne Bewegungseinschränkung, gebrauchen.

Wachstumsbeschwerden

Ein 11-jähriger Junge reagierte oft bei Wachstumsschüben mit starken Schmerzen in den Beinen.

Da er wegen diverser Probleme und Beschwerden in regelmäßigen Abständen zur Behandlung kam, genügte dann für diesen Bereich meist eine einzige Behandlung, um die Beschwerden zu bessern.

Beinlängendifferenz

Bei einem 10-jährigen Mädchen wurde eine Beinlängendifferenz von 1,8 cm festgestellt.

Das Mädchen hatte eine Skoliose und litt oftmals an Rückenschmerzen, die sich durch das Tragen ihres schweren Schulranzens noch verstärkten.

Eine Operation war geplant, wenn sich die Beinlänge nicht normalisieren würde.

Das Mädchen kam 1 Jahr lang regelmäßig in Behandlung. Ca. 25 Behandlungen waren notwendig, bis nach gut einem Jahr bei einer Kontrolluntersuchung festgestellt wurde, dass die Beinlängendifferenz nur noch 0,8 cm beträgt. Eine Operation war nicht mehr erforderlich.

Schnappfinger

Die 85-jährige Klientin kommt wegen diverser Beschwerden - Lungenemphysem, Coxarthrose, Gonarthrose etc. - einmal im Jahr für eine Woche in Intensivtherapie mit jeweils 2 Behandlungen täglich. Vor einigen Jahren litt sie zudem noch an einem „Schnappfinger".

Der Finger ließ sich nicht strecken, sondern „schnalzte", wie bei einem Taschenmesser, in die gebeugte Stellung zurück.

Mit Hilfe der Chromosonbehandlungen - acht Behandlungen für den Finger in 8 Tagen - sowie parallel dazu Massage der Hand gingen die Symptome zurück. Einige Jahre sind inzwischen vergangen und der Finger ist auch heute noch in seiner normalen Position. Die Finger können ganz normal gebeugt und gestreckt werden.

Weisheitszahn

Die 47-jährige Klientin bekam am Wochenende plötzlich starke Zahnschmerzen im Bereich des linken unteren Weisheitszahns.

Der Zahnarzt hatte zuvor bereits gesagt, dass die Weisheitszähne im Kiefer angelegt seien, jedoch, da der Kiefer sehr eng war, quer im Kiefer liegen würden.

Würden sie „durchkommen", so müsste direkt ein kieferchirurgischer Eingriff erfolgen. Die Klientin ließ sich an vier aufeinanderfolgenden Tagen täglich mit einem speziellen Chromosonprogramm für die Kieferpolarität behandeln und war schon nach der ersten Behandlung weitgehend schmerzfrei.

Nach diesen vier Behandlungen traten keine Schmerzen mehr auf. Im Laufe der nächsten sieben Monate konnte man beobachten, wie der Zahn sich aufrichtete und hinter den letzten Backenzahn setzte, an den für ihn vorgesehenen Platz, und langsam nach oben wuchs. In der Folge wurden Röntgenbilder beim Zahnarzt aufgenommen, die den Vorgang dokumentieren.

Wenn wir oben versucht haben, bestimmte Krankheitsbilder vorrangig einem Körpersystem zuzuordnen, so finden sich in der Folge Beispiele, in denen verschiedene Systeme und Bereiche betroffen sind, Beispiele, die zeigen, wie eine Fehlfunktion, ein Ungleichgewicht in einem Bereich diverse andere nach sich ziehen und eine Reihe von Störungen verursachen kann.

Burnout

Ein 37-jähriger Klient, der unter Burnout litt, musste lange Zeit auf einen Platz in einer Kurklinik warten. Da es ihm sehr schlecht ging, kam er, um die Wartezeit zu überbrücken, regelmäßig, im Allgemeinen einmal, mitunter zweimal pro Woche, zur Chromosontherapie.

Als er nach ca. sechs Monaten einen Klinikaufenthalt antreten konnte, war er in seiner Gruppe der einzige, der nach vier Wochen die Kurklinik verlassen konnte, während alle anderen sich noch in einem Gesundheitszustand befanden, der eine Verlängerung des Klinikaufenthaltes erforderlich machte.

Der Klient kommt weiterhin in regelmäßigen – größeren - Abständen zur Behandlung, zur „Auffrischung" und zur Aufrechterhaltung seines Gesundheitszustandes.

Seit dieser Zeit – vor mehr als 10 Jahren – hat er keine Burnoutprobleme mehr. Der Klient kann sich in seinem anspruchsvollen Beruf behaupten und wurde inzwischen sogar befördert.

Doch nicht immer hat die Beantragung einer Kur auch Erfolg. Dies war der Fall bei dem folgenden Beispiel. Die Klientin musste sich notgedrungen selbst zu helfen versuchen und wandte sich an uns.

Die 48-jährige Klientin, die wir immer als sehr lebensfroh und aktiv erlebt haben, kommt durch diverse Stressfaktoren – Unsicherheit am Arbeitsplatz, schwere Krankheit in der Familie, private Sorgen nach einer Scheidung etc. - an ihre Grenzen, wird depressiv, leidet unter chronischer Erschöpfung. Der behandelnde Arzt diagnostiziert ein beginnendes Burnout. Eine Kur wird beantragt, jedoch abgelehnt.

Sie kommt für ein Wochenende zu uns und erhält täglich 2-3 Behandlungen, die sie als stärkend empfand. Kurz darauf verstarb ein Familienmitglied.

Sie meldete sich wieder für ein Intensivwochenende an und war überzeugt, nur aufgrund der vorangegangenen Chromosontherapie die schwere Zeit so gut überstanden zu haben.

Nach dem zweiten Wochenende verließ uns die Klientin wiederum gestärkt und in guter Verfassung. Inzwischen sind mehrere Jahre vergangen, in der die Klientin in regelmäßigen, immer größer werdenden Abständen von zunächst vier, später dann sechs Monaten - jeweils für 3-4 Tage in Intensivtherapie mit je zwei Behandlungen täglich - zur Behandlung mit dem Chromoson kam.

Der Zustand der Klientin ist stabil, emotional und nervlich fühlt sie sich gut und sie konnte - auch ohne Kur – gestärkt eine neue anspruchsvolle Stelle antreten. Mit den diversen familiären Schwierigkeiten kann sie inzwischen gelassener umgehen.

Migräne

Eine Klientin, Mitte 40, Mutter von 3 Kindern, von denen eines schon länger bei uns in Behandlung war, kam eines Tages wegen eines schweren Migräneanfalls mit Sehstörungen, Übelkeit, Gleichgewichtsstörungen in die Praxis. Sie war nicht in der Lage, Auto zu fahren und musste von ihrem Mann zu uns gebracht werden. Gemeinsam mussten ihr Mann und wir sie in den Behandlungsraum führen.

Sie konnte kaum gehen und hatte starke, für die Migräne typische einseitige Kopfschmerzen.

Wir begannen mit einer Behandlung zur Reinigung und Stärkung der Aura. Bereits nach kurzer Zeit merkten wir, wie sich bei der Klientin mehr Ruhe einstellte, sie entspannte sich, die Schmerzen ließen nach. Am Ende der Aura-Behandlung war sie in der Lage, selbst die Treppe hinunterzugehen und zum Auto zu laufen. Die Beschwerden, die sie zuvor gehabt hatte, waren weg.

Natürlich war eine Behandlung nicht ausreichend für die chronische Erkrankung der Klientin.

Sie kam weiterhin, zunächst in meist wöchentlichen Abständen, später dann alle zwei Wochen, zur Therapie. Die Therapieintervalle wurden anhand der Befindlichkeit der Klientin festgelegt. Die Behandlung konnte nach acht Monaten abgeschlossen werden.

Krebserkrankungen

Präkanzeröse Erkrankungen

Generalisiertes nässendes Hautekzem

Die 66-jährige Klientin kam in unsere Praxis mit nässendem Ekzem am ganzen Körper. Sie ertrug keine Kleidung auf der Haut und konnte nur bequeme Freizeitkleidung anziehen. Schulmedizinisch war sie austherapiert, als sie in die Praxis kam.

Die Behandlung erfolgte zunächst mit mehreren Aura-Sitzungen zweimal in der Woche. Schon nach der ersten Sitzung äußerte sie eine leichte Besserung, die Beschwerden, vor allem der Juckreiz, ließen nach. Daraufhin entschied sie sich, mit den Chromoson-behandlungen weiterzumachen. Ihr Zustand besserte sich weiter mit jeder Behandlung und sie konnte wieder ihre normale Kleidung tragen.

Die Klientin kam acht Monate zur Behandlung, zunächst zweimal in der Woche, dann einmal, dann alle 14 Tage. Nach Ablauf dieser acht Monate blieb schließlich nur eine kleine rote Stelle am Fuß übrig von dem ganzen Geschehen, gleichsam ein „Ventil" des Körpers, wie es uns schien.

Als wir die Patientin nach längerer Zeit wiedertrafen, war sie weiterhin symptom- und beschwerdefrei.

Mastitis

Die 39-jährige Klientin hatte eine starke einseitige Mastitis links. Die Brust war aufgeschwollen mit leichten Verhärtungen, druckempfindlich und schmerzhaft. Die Klientin konnte auf der betroffenen Seite nicht liegen, der Schlaf war infolge der Schmerzen stark beeinträchtigt.

Gemäß ärztlicher Diagnose könne man ihr nicht weiterhelfen, das Gewebe sei auch (noch) nicht kanzerös. So blieb sie mit ihrem Problem allein, das wohl ausgelöst worden war durch eine inoperable Zyste in ihrem Gehirn. Wir behandelten in Intensivtherapie die befallene Stelle, die sich im Laufe der Behandlungen zurückbildete.

Nach 5 Monaten Therapie war die Mastitis ganz abgeheilt, die Brust in Form und Größe und Farbe wieder unauffällig. Doch nun begannen dieselben Beschwerden auf der rechten Seite. Auch hier behandelten wir wieder wie oben beschrieben. Dieses Mal war die Mastitis recht therapieresistent, es kam zu Erstreaktionen.

Die Klientin – die sich parallel zur Chromosontherapie auch regelmäßigen ärztlichen Kontrolluntersuchungen unterzog – war sehr geduldig und bereit, trotz längerer Anreise die Therapie so intensiv und so lange durchzuführen, wie wir es ihr empfahlen.

Nach acht Monaten schließlich war auch diese Brust wieder unauffällig. Ein kleiner rötlicher Fleck ist noch „als Erinnerung" an die schwere Erkrankung geblieben. Fotos belegen die Entwicklung.

Manifeste Krebserkrankungen

Tumor im Muskelgewebe

Ein 51-jähriger Klient kam nach der operativen Entfernung eines Tumors im Muskelgewebe an der linken Schulter – für den Chromosontherapeuten „Sonne 6" = die Sonne, die das Atmungssystem mit Energie versorgt – sehr regelmäßig zur Chromosonbehandlung.

Die Ergebnisse der Nachsorgeuntersuchungen waren durchweg positiv. Einmal wurde ein Granulom in der Lunge festgestellt, was beobachtet werden sollte. Die Chromosonbehandlung wurde entsprechend fortgesetzt und die Lunge war wieder ohne Befund. Heute, mehr als zehn Jahre nach Auftreten des Tumors, ist der Klient beschwerdefrei und ohne klinischen Befund.

Tumor im Gehirn

Nach einem Heilpraktiker-Kongress, auf dem die Chromosontherapie vorgestellt wurde, kam auf Umwegen eine Klientin, Mitte 40, in die Praxis, die an einem Hirntumor operiert worden war und an zahlreichen Beschwerden, vor allem im Bereich des endokrinen Systems, sowie an großer Erschöpfung litt.

Über längere Zeit kam sie regelmäßig zur Intensivtherapie für einige Tage in die Praxis und stellte fest, dass ihre Beschwerden sich besserten, ihre Müdigkeit und Erschöpfung nachließen, sie wieder leistungsfähiger und vitaler wurde und sogar ihrer Arbeit im öffentlichen Dienst wieder normal nachgehen konnte.

Pankreaskarzinom

Bei einem 72-jährigen Klienten wurde ein Pankreaskarzinom diagnostiziert, das operativ entfernt werden sollte.

Bei der Operation stellte man fest, dass der Tumor bereits in das umliegende Gewebe eingewachsen war, so dass die geplante Entfernung nicht möglich war.

Anschließend an die Operation wurde eine Chemotherapie begonnen, die der Klient wegen der heftigen Begleiterscheinungen nach kurzer Zeit abbrach.

Die Ärzte hatten ihm noch drei Monate ohne OP und sechs Monate mit OP „gegeben".

Im Frühsommer 2014 meldete sich der Klient wieder bei uns, teilte uns die Untersuchungsergebnisse mit und wollte sich mit Chromosontherapie weiter behandeln lassen. Zu diesem Zeitpunkt – ca. 2 Monate nach der Operation - ging es ihm sehr schlecht, er hatte quasi schon mit seinem Leben „abgeschlossen", er konnte vor Schwäche kaum sprechen am Telefon und hatte Mühe, den Weg zu unserer Praxis zurückzulegen.

Nach fünf Tagen intensiver Therapie mit dem Chromoson – vor allem Aura-Behandlungen - fühlte er sich wieder fast wie vor der Operation.

Er konnte wieder aktiver sein, unternahm sogar eine Reise nach Osteuropa und an die Ostsee. Zwei Monate später kam er wieder für fünf Tage in Intensivtherapie. Er fühlte sich wieder recht schwach, als er kam, doch nach den Behandlungen ging es ihm wieder besser.
Er hatte keine Beschwerden mehr, hatte wieder mehr Lebensenergie und fühlte sich wieder vitaler. Ärztliche Befunde zeigten, dass die Situation sich nicht verschlimmert hatte.
Er wollte die Intensivtherapie weiterhin in regelmäßigen Abständen von einigen Monaten fortsetzen und zusätzlich dazu ärztliche Untersuchungen vornehmen lassen, um zu erfahren, ob sich der Tumor in irgendeiner Weise verändert hat.
Vier Wochen später dann, kurz vor Weihnachten, ging es ihm schlecht. Er kam ins Krankenhaus, konnte aber das Krankenhaus wieder verlassen.
Die Familie dachte dann mit ihm zusammen über einen Aufenthalt in einem Hospiz nach. Doch bevor dieser realisiert werden konnte, verstarb der Patient im Januar 2015. Er konnte friedlich einschlafen.

Behandlung nach Unfall

Der 61-jährige Klient war im Winter auf Glatteis ausgerutscht und hatte sich dabei die Niere verletzt, an der sich ein Bluterguss befand, der so drückte, dass der Klient kaum liegen konnte, vor allem nicht auf der Seite. Die Nierenfunktion war nicht beeinträchtigt.

Die behandelnden Ärzte teilten dem Klienten mit, dass er schulmedizinisch austherapiert sei und sich der Bluterguss an der Niere entweder im Laufe der Zeit von selbst regenerieren würde oder aber, dass er mit diesem Problem leben müsse.

Da er dies nicht einfach so hinnehmen wollte, kam er zur Chromosontherapie.

Nach zwei Behandlungen spürte er eine deutliche Besserung, konnte auch wieder auf der Seite liegen und auf der Seite liegend schlafen. Nach zwei weiteren Behandlungen hatte er keinerlei Beschwerden mehr. Bei einem weiteren Untersuchungstermin beim Arzt war kein Hämatom mehr festzustellen.

Die äußere Hülle des Körpers – die Haut

Verbrennung

Eine Klientin mittleren Alters, die von weither zu uns kam – sie hatte eine mehr als zweistündige Fahrzeit – hatte sich Tee in einer Thermoskanne mitgenommen für die Reise. Sie war wohl etwas früh angekommen und wollte dann im Auto noch in Ruhe ihren Tee trinken.

Dabei fiel ihr die Tasse aus der Hand. Der heiße Tee ergoss sich über den Sitz und verbrannte sie besonders am Gesäß. Sie hatte große Schmerzen und konnte nicht sitzen. Sie kam sofort in die Praxis. Es handelte sich um eine Verbrennung 1.-2. Grades, die die Klientin als sehr schmerzhaft empfand.

Wir behandelten sie eine halbe Stunde mit dem Chromoson (violett, BM 1042). Nach einer halben Stunde war die Rötung beinahe vollständig verschwunden, die Klientin hatte keine Schmerzen mehr und konnte auch wieder sitzen.

Ein 7-jähriges Mädchen war am Sonntag beim Grillen rückwärts ins Feuer gefallen und hatte sich am Rücken und am Ellenbogen verbrannt. Es handelte sich um Verbrennungen 1.-2. Grades.

Die Familie erreichte uns und kam noch am selben Tag in Behandlung. Tagelang behandelten wir die Verbrennung mit der Farbe violett.

Das Kind war erstaunlich gelassen den Verletzungen gegenüber, von denen man – da mehrere Hautschichten betroffen waren – dachte, dass sie bleibende Narben hinterlassen würden.

Dann, am vierten Tag, machte sich das Trauma bemerkbar. Das Mädchen reagierte mit Tränen und Entsetzen auf das, was ihr passiert war. Wir schlossen der violett-Behandlung eine Behandlung mit Aura Flora 1208 („Erste-Hilfe") an. Über ca. vier Wochen wurden weitere Behandlungen für die Verbrennungen durchgeführt, zunächst täglich, dann alle zwei bis drei Tage. Inzwischen sind mehr als zehn Jahre vergangen. Von den Verbrennungen sind keinerlei Narben zurückgeblieben.

Die Emotionen

Meist kommen Klienten zunächst mit körperlichen Erkrankungen und Beschwerden zu uns in die Praxis. Mitunter werden dann bei der Anamnese auch emotional-psychische Probleme geäußert, die dann mitbehandelt werden. In der Folge einige Fallbeispiele zur Behandlung der Emotionen, auch im Zusammenhang mit körperlichen Erkrankungen.

Emotion der Traurigkeit: Zweifel, Unsicherheit

Emotion der Freude: (innere) Stärke und Kraft

Eine 32-jährige Klientin kommt mit allerlei körperlichen Beschwerden in die Praxis, vor allem chronischer Laryngitis sowie allerlei bakteriellen Erkrankungen, auch Pilzerkrankungen.

Wenn es ihr schlecht geht, ist sie sehr unsicher und voller Zweifel allem gegenüber, nimmt jedoch auch keinen Rat an – typisch für diese Konstellation: man will/kann nicht zuhören -, mit entsprechender Auswirkung auf ihr Nervensystem. Das ist dann auch die Ebene, die ihr am schnellsten wieder zu ihrem inneren Gleichgewicht verhilft: Nach der Behandlung mit AF 1202 fühlt sie sich gestärkt und kann wieder mit neuer Kraft und mehr innerer Sicherheit und Überzeugung an ihre Aufgaben gehen. Die Behandlung wird bei Bedarf gelegentlich wiederholt.

Emotion der Traurigkeit: Gleichgültigkeit

Emotion der Freude: (geistige) Wachheit

Das folgende Fallbeispiel illustriert anschaulich den Zusammenhang und die Verquickung zwischen geistig-emotionaler Konstellation und körperlichen Auswirkungen:

Bei einer jungen Frau, einer zweifachen Mutter, waren beide Brüste nach dem Stillen völlig erschlafft.

Sie schien – im übertragenen Sinn – nicht „wach" zu sein, stand nicht im Leben, konnte weder Kinder noch Haushalt versorgen, eine Konstellation, die sich durch das Heliosmeterblatt – Schwachstellen im Bereich des endokrinen Systems, des Hormonsystems - bestätigte.

Mit Behandlung der o.g. Emotion verbesserte sich die Situation, sie begann, wacher zu werden, sich um Haushalt und Kinder zu kümmern und damit auch ihre Mutter zu entlasten, die immer für sie hatte einspringen müssen.

Beide Brüste erholten sich zusehends. Ergänzend dazu wurde auch die Behandlung zur Busenstraffung aus dem Bereich der ganzheitlichen curativen Naturkosmetik mit dem Chromoson durchgeführt. Fotos belegen die Entwicklung.

Emotion der Traurigkeit: Sich abgelehnt fühlen

Emotion der Freude: Mut

Ganz deutlich zeigte sich das Fehlen von Mut bei einem 4-jährigen Jungen, der wegen häufiger Erkältungskrankheiten zur Behandlung kam. Die Mutter erwähnte auch, dass der Junge nicht gerne in den Kindergarten geht, nur immer zusammen mit seiner Schwester und sich hinter ihr versteckt.

Wir begannen dann zusätzlich zu den Erkältungsbehandlungen eine Behandlung der Emotion, zunächst nur AF 1204. Gleichzeitig erfolgte ein Kindergartenwechsel, der ihm offensichtlich gut tat und seinen Interessen entsprach. Gleich von Anfang an fühlte er sich dort mehr „gesehen" und angenommen.

Die Eltern gaben ihm dann weiter AF 1204 und konnten umgehend merken, wie er mutiger und selbstsicherer wurde, kleinere körperliche Lädierungen ließen ihn nun fast kalt, und er zeigte zunehmend mehr Mut.

Eine Klientin, Ende 40, die in einem großen Chor singt, der oftmals öffentlich auftritt, hatte Probleme mit ihrer Stimmleistung. Sie konnte nicht oder nur sehr kurz singen, ermüdete schnell.

Und dies gerade vor den langen Proben in der Vorweihnachtszeit. Von ärztlicher Seite hieß es, dass die Stimmlippen nicht richtig schließen würden, wodurch es zu dieser Beeinträchtigung ihrer Singstimme käme.

Ausgehend davon, dass immer die Emotionen eine „tragende" Rolle bei gesundheitlichen Störungen spielen, wurde vor allem in diesem Bereich behandelt.

Die Klientin war bereit, in kurzen Intervallen zur Therapie zu kommen, so konnte drei Wochen lang jeweils zweimal in der Woche eine Behandlung durchgeführt werden, wobei ein Termin jeweils kurz vor die lange Probensession gelegt wurde. Auf diese Weise sollte die Klientin die nötige Stärkung für die Stimme bekommen.

Es wurde vor allem mit AF 1204 behandelt. Die jeweils sechsstündigen Proben verliefen reibungslos, und bei der Aufführung konnte man sich davon überzeugen, dass die Klientin wieder problemlos und ausdauernd singen konnte.

Dieser Fall als Illustration, wie ein körperliches Problem – Stimmlippen schließen nicht – auf ein emotionales Ungleichgewicht zurückzuführen ist.

Behandelt man dieses, so können sich auch die körperlichen Störungen zurückbilden.

Emotion der Traurigkeit: Entmutigung

Emotion der Freude: (innere, geistige) Ruhe

Bei einem 5-jährigen Mädchen, das vor allem wegen Hautproblemen schon länger regelmäßig in Behandlung kam, hätte man – gemäß Heliosmeterblatt – eigentlich Probleme von Entmutigung erwarten können.

Diese traten aber lange nicht auf, da die entsprechende Situation nicht gegeben war und somit der Auslöser für die Emotion fehlte.

Als das Mädchen dann in die Schule kam und die Anforderungen an sie zunehmend größer wurden, zeigten sich Anzeichen von Entmutigung, die erfolgreich mit AF 1206 behandelt werden konnten.

Als sie anschließend die Klasse wechseln konnte, bekam sie in der 4. Klasse sogar eine Empfehlung fürs Gymnasium, das sie seit einigen Jahren erfolgreich besucht.

Hier zeigt sich, dass bestimmte Emotionen in einem Menschen „angelegt", im Keim vorhanden sind, wie es im Buch „Ecclesia catholica – ecclesia principii et finis" von Père *Michel Galloo* heißt, jedoch vielleicht erst im Zusammenhang mit bestimmten Lebensereignissen zum Ausbruch kommen.

Wenn dann eine Situation auftritt, die diese Emotion gleichsam „aktiviert" und diese dann zum Ausbruch kommen lässt, ist die Zeit für die Behandlung gekommen.

Emotion der Traurigkeit: Sich alles versagen

Emotion der Freude: Realitätsbewusstsein

Eine dreiköpfige Familie, alleinerziehende Mutter mit ihren beiden Kindern, einem Jungen und einem Mädchen, kam in die Praxis. Bedingt durch die Trennung vom Vater/Ehemann waren sie alle drei „am Limit".

Das Bild, das sich uns präsentierte, war eine - auch rein äußerlich - symbiotische Verbindung. Aneinandergeklammert standen sie da, keiner wollte die Mutter loslassen.

Nach den üblichen Behandlungen, Aura, Polarität, wurde mit den Emotionen begonnen, allen voran AF 1207, das bei allen dreien blockiert war. Das Klammern hatte sich bereits im Laufe des ersten Behandlungsjahres gelegt.

Wegen diverser Beschwerden sind alle drei über mehrere Jahre regelmäßig in Behandlung gekommen.

Chromosontherapie bei Lern- und Konzentrationsstörungen, ADS und ADHS

Die Chromosontherapie kann auch bei Lern- und Konzentrationsproblemen unterstützend und begleitend zu einer anderen Therapie (Ergotherapie, Logopädie, Behandlung von **ADS** und **ADHS**) oder auch als alleinige Therapie eingesetzt und durchgeführt werden.

Auch hier wird davon ausgegangen, dass eine bestimmte Disposition – vor allem im emotionalen Bereich - im Keim vorhanden oder in Entwicklung begriffen sein kann. Dies kann der Chromosontherapeut aus der Analyse des Heliosmeterblattes ersehen. Im Falle eines Ungleichgewichts, d.h. des Ausbruchs dieser angelegten Disposition (z.B. das Problem, nicht zuhören zu können, sich schlecht oder gar nicht konzentrieren zu können, einer gewissen Trägheit, eines angespannten Nervensystems etc.) zeigt sich erfahrungsgemäß, wie oben geschildert, eine Emotion – z.B. Angst vor Anforderungen - , die einen Stress auslöst, der dann meist zu einer Blockierung führt.

Auch hier muss man nun wieder den Weg zurückgehen bis zur Emotion, muss zunächst einmal den Stress abbauen, die Emotion ins Gleichgewicht bringen und das Kind oder den Jugendlichen oder den Erwachsenen in sein natürliches Gleichgewicht bringen, bevor dann erst z.B. mit Hilfe von Lern- und Konzentrationstechniken gearbeitet und weitergeholfen werden kann. Diese Meinung teilt die Chromosontherapie beispielsweise auch mit der Kinesiologie, in der man auch davon ausgeht, dass Lerntechniken erst dann sinnvoll angewendet werden können, wenn die Blockade, der Stress, abgebaut ist.

Die Chromosontherapie kann insofern die geistige Wachheit und Konzentration, Aufnahmebereitschaft und Gedächtnisleistung fördern und auf diese Weise gut auf das schulische Lernen und die schulischen Anforderungen vorbereiten, das Lernen unterstützen und Schulängste sowie Ängste vor den schulischen Anforderungen reduzieren helfen oder ganz nehmen.

Eine gelegentliche Chromosonsitzung, z.B. vor einer Arbeit, einer Prüfung oder einem Test, rundet die Behandlung ab und hilft dem Menschen aufzutanken.

Anforderung als auslösende Emotion

Anforderungen, die an einen Menschen – an Kinder genauso wie an Erwachsene – gestellt werden, können eine (negative) Emotion und in der Folge einen Stress im System auslösen und somit diverse Körperfunktionen aus dem Gleichgewicht bringen.

Den Anforderungen in Schule, Ausbildung und Beruf gerecht zu werden stellt eine große Herausforderung und Beanspruchung für das Nervensystem dar und kann - je nach Mensch - bestimmte negative Emotionen auslösen, sei es nun Angst – die einhergeht mit fehlender Lebensfreude – oder Zweifel an den eigenen Fähigkeiten, worunter besonders das Nervensystem leidet.

Der Zweifel und die Unsicherheit können dazu führen, dass man nicht mehr hören kann oder will und man versucht, den Zweifel zu bekämpfen durch Besserwisserei bis hin zum Hochmut, oder man versucht ihn zu überwinden mit Gleichgültigkeit – was wiederum Konzentration, Gedächtnisleistung und Erinnerungsvermögen beeinträchtigen kann -, sich in der Folge, weil es an Leistungen fehlt, abgelehnt fühlt, ungeduldig und aggressiv wird, den Mut verliert und sich nicht mehr traut, etwas zu äußern.

Man reagiert überempfindlich, will nichts mehr angehen, anrühren, gerät aus dem Gleichgewicht, der Körper reagiert vielleicht jetzt mit Erkältungskrankheiten oder Allergien.

Schließlich ist man entmutigt, wird inaktiv und träge, tut nichts mehr, begibt sich innerlich auf den Rückzug. Und auch der Körper wird träge, reagiert mit Darmträgheit. Das Ganze kann dann darin gipfeln, dass man sich - und anderen - alles versagt, man „versteinert", wird „verknöchert", es fehlt an Ideen, und das System, das auf der Körperebene mit leidet, sind das Knochensystem und der Bewegungsapparat.

Was ist zu tun?

In der Chromosontherapie wird - wie fast immer - mit der Behandlung zur Aura-Reinigung und -Energetisierung und -Stärkung begonnen. Der Körper - und der Geist - werden gereinigt und befreit von energetischem Müll, Unrat, Ballast. In den anschließenden Phasen der Energetisierung bekommt man wieder Kraft und Energie und kann mit frischen Kräften und frischem Mut an seine Arbeiten gehen.

Die negativen Gedanken werden weniger oder verschwinden und machen positiven Platz.

In der Folge werden dann die Nerven energetisch harmonisiert und ins Gleichgewicht gebracht, so dass man widerstandsfähiger und belastbarer wird.

Nun geht es noch an die Emotionen, die blockieren. Mit Hilfe des Heliosmeterblattes zur energetischen Struktur des Menschen und im Gespräch mit dem anderen Menschen wird der geschulte Chromosontherapeut herausfinden, welche Emotion bzw. welche Emotionen derzeit besonders angegriffen und aus dem Gleichgewicht geraten sind.

Der Chromosontherapeut wird dann feststellen können, mit welcher Emotion begonnen werden muss, um dem Menschen nachhaltig zu helfen.

Die Emotionen werden dann gestärkt und die Angst kann der Lebensfreude Platz machen, der Zweifel der inneren Stärke und Kraft, die Gleichgültigkeit der Wachheit, das Gefühl von Ablehnung dem Mut, die Überempfindlichkeit der Ausgeglichenheit, die Entmutigung der inneren Ruhe, das Gefühl des Sich-alles-Versagens dem Realitätsbewusstsein.

Auch **Verhaltensauffälligkeiten** bei Kindern, wie z.B. Angst oder ein hohes Aggressionspotential etc., können mit der Chromosontherapie erfolgreich behandelt werden.

Fallbeispiel:

Ein 3-jähriger Junge litt an Neurodermitis und hatte starke **Aggressionen**. Er schlug seine Spielkameraden, aber auch seine Oma, wenn ihm etwas nicht passte.

Im Laufe der wöchentlichen Behandlungen besserten sich die Neurodermitis sowie die Aggressionen. Nach einigen Monaten der Behandlung wurde er ruhiger, merkte selbst, dass ihm die Behandlung gut tat und fragte mitunter schon selbst nach „den Glocken" (des Chromoson), wenn ihm die Therapieabstände zu groß vorkamen.

Zur Aufrechterhaltung des erreichten Gesundheitszustandes wurde die Behandlung noch eine Zeitlang in größeren Abständen fortgeführt.

Oft lassen sich auch durch Behandlungen mit dem Chromoson mehrere Probleme gleichzeitig behandeln und man kann so vermeiden, viele verschiedene Therapien nebeneinander zu machen.

So z.B. im Falle von Problemen mit der Aussprache bestimmter Laute, die meist im Bereich der Logopädie behandelt werden.

In der Gegend, in der sich unsere Praxis damals befand, leben, wie bereits erwähnt, viele russlanddeutsche Migrantenfamilien, deren Kinder oft zweisprachig aufwachsen und die mitunter besondere Probleme haben, einzelne Laute auszusprechen. Sie sagen z.b. t für k, also tuchen statt kuchen, tr für kr, also z.B. tranz für kranz.

Ein 5-jähriger Junge, der wegen diverser Beschwerden (Aggressivität, Warzen, häufige Erkältungskrankheiten) in Behandlung war, konnte kein k und kein kr sprechen. Von Seiten der Erzieherinnen im Kindergarten wurde auf die Notwendigkeit einer logopädischen Behandlung hingewiesen. Die Eltern wollten aber ihre Kinder nicht mit vielen verschiedenen Therapien überfordern und fragten an, ob auch die Ausspracheprobleme mit dem Chromoson behandelt werden können, was wir bejahen konnten.

Sie kamen dann vereinbarungsgemäß regelmäßig – mit Ausnahme der Ferienzeiten - einmal in der Woche zur Chromosonbehandlung. Im Laufe der Behandlungen lernte der Junge erst das k und das t richtig zu sprechen, nach weiteren Behandlungen dann auch kr und tr.

Die logopädische Behandlung, die den Eltern seitens des Kindergartens empfohlen worden war, war nun nicht mehr vonnöten. Die (Mit)behandlung zog sich über ca. neun Monate hin.

HILFEN FÜR DIAGNOSTIK UND BEHANDLUNG DURCH EINSATZ DER HELIOSMETERANALYSE

Beispiel Migräne

Eine Migräne ist oftmals deshalb so schwer zu behandeln, weil es hier um ein Krankheitsgeschehen geht, das vielfältige Ursachen und Zusammenhänge haben kann.

Die Migräne kann hormonell bedingt sein.

Hormonelle Dysregulationen wie z.B. zu viel oder zu wenig Serotonin können der Auslöser für eine Migräne sein.

Auch Störungen biochemischer Prozesse im Gehirn sowie das Kreislaufsystem mit den Blutgefäßen können eine Rolle spielen (Verkrampfungen, Gefäßverengungen und –erweiterungen, Entzündungen in der Umgebung der Gefäße).

Muskelverspannungen im Nacken- und Schulterbereich können dazu beitragen, dass eine Migräne entsteht oder es kann eine Störung im Bereich der Halswirbelsäule oder im Bereich des Verdauungstraktes vorliegen. Auch das Nervensystem kann eine Rolle spielen.

Die Migräne kann in der Chromosontherapie einerseits besonders deshalb gut behandelt werden, weil durch die Behandlung die energetische Ordnung, das energetische Gleichgewicht wieder hergestellt werden kann, andererseits durch die Möglichkeit der Heliosmeteranalyse.

Zieht man die auf dem Heliosmeterblatt erkennbare energetische Struktur eines Menschen in Betracht, so können Störfaktoren, Stärken und Schwächen im körperlichen wie im geistigen Bereich aufgefunden werden, auch emotional-psychische Hintergründe können festgestellt werden und anschließend können diese Erkenntnisse in die Behandlung mit einbezogen werden.

Das oder die Körpersysteme, die im Zusammenhang mit der Migräne betroffen sind und energetische Blockaden oder Störungen aufweisen, können gestärkt werden.

Das Heliosmeterblatt gibt individuell Auskunft über die Zusammenhänge und liefert Hinweise, ob die Migräne eher im Zusammenhang mit einem hormonellen Ungleichgewicht oder einem Ungleichgewicht im Herz-Kreislauf-System steht bzw. welches der Körpersysteme und seiner Komponenten im Ungleichgewicht bzw. angegriffen ist.

Das endokrine System (Beispiel: Schilddrüse)

Mitunter kommt ein Patient/eine Patientin mit einer fertigen ärztlichen Diagnose in die Praxis.

So z.B. eine Patientin, 48 Jahre, mit der Diagnose **Hashimoto-Thyreoiditis**, die von der rein allopathischen medikamentösen Behandlung ihrer Symptome abkommen wollte. Sie hatte gehört, dass man diese Erkrankung auch ganzheitlich betrachten und behandeln könne.

Bei Erstellung des Heliosmeterblattes fiel sofort die energetische Schwäche im Bereich des Hormonsystems auf, die sich in ihrem Fall in Form einer Schilddrüsenerkrankung manifestiert hatte. Ebenso hätte sich diese Konstellation auf einen anderen Bereich des endokrinen Systems auswirken können.

Für uns bedeutet dies, dass zunächst einmal der Mensch gestärkt, die Selbstheilungskräfte angeregt, die Aura gereinigt und wieder energetisch aufgeladen werden muss, um anschließend das erkrankte Körpersystem zu behandeln sowie dann auch die dahinterstehende Schwäche im Bereich des Hormonsystems.

Mit Hilfe der Heliosmeteranalyse konnte sofort der wirkliche Hintergrund, die Konstitution, die energetische Struktur des Menschen, ermittelt und aufgefunden werden.

In ähnlich gelagerten Fällen hatten sich die Laborwerte nach einigen Monaten regelmäßiger Behandlung – einmal pro Woche - positiv verändert und es war bei späteren Untersuchungen keine Rede mehr von Hashimoto-Thyreoiditis.

Herz-Kreislauf-System

Ein Patient, 63 Jahre alt, leidet an akuter Herzschwäche und Herzbeschwerden, was ihn in seiner Schaffenskraft und Tätigkeit erheblich einschränkt. Der Klient erklärt es sich mit Belastungen und übergroßem Stress aus der Vergangenheit.

Mit Blick auf das Heliosmeterblatt konnte sofort festgestellt werden, dass im Bereich des Herz-Kreislauf-Systems erhebliche energetische Schwächen bereits angelegt waren, die sich bei einer Belastung dann auch genau an dieser schwächsten Stelle manifestieren.

Durch Behandlung und Stärkung des Herz-Kreislauf-Systems können erfahrungsgemäß im Laufe der Zeit die Beschwerden gelindert werden, wie in vergleichbaren Fällen bereits festgestellt werden konnte.

DIE ROLLE DER ERNÄHRUNG

Durch den Chromoson wird dem Körper Energie zugeführt und er erhält so sein energetisches Gleichgewicht, was sich auch positiv auf die einzelnen Körper- und Organfunktionen, auf das Hormonsystem und die Nerven sowie auf das seelisch-geistige Gleichgewicht auswirkt und alle Systeme untereinander in Harmonie bringt.

Um gesund und vital zu bleiben, spielen aber auch andere Faktoren, wie z.B. ausreichend Bewegung und frische Luft sowie eine gesunde Ernährung eine wichtige Rolle. Eine gesunde, ausgewogene Ernährung ist immer wichtig, ganz besonders jedoch, wenn schon eine Erkrankung vorliegt, z.B. bei Allergien, rheumatischen Beschwerden, Arteriosklerose, Diabetes etc.

Schon *Hippokrates von Kos* sagte: Lass die Nahrung dein erstes Heilmittel sein!

Eine gesunde, ausgewogene Ernährung, die so biologisch wie möglich sein soll, mit regionalen und saisonalen Produkten, kann die Gesundheit unterstützen und die Chromosontherapie ergänzen.

In der Lehre der Chromosontherapie werden die von dem niederländischen Arzt Dr. *Cornelis Moerman* (1893-1988) aufgestellten Ernährungsregeln empfohlen, die dieser zur Behandlung von Krebskranken aufgestellt und erfolgreich erprobt hat.

Diese Moerman-Diät gibt es für Gesunde und auch für Kranke.[13]

In der Lehre der Chromosontherapie werden auch eigene Ernährungsempfehlungen gegeben.

Wie es heißt, werden durch das Essen mehr Menschen umgebracht als durch einen Krieg. Jeder Koch, jede Köchin hat also vieles in der Hand.

Mit Hilfe der Kinesiologie (s.o.) können Nahrungsmittelunverträglichkeiten wie auch Belastungen, die aus dem Lebensstil herrühren, sowie Unverträglichkeiten von Stoffen und Materialien (z.B. Kleidung), aber auch geopathische Störungen und durch Elektrosmog verursachter Elektrostress ausgetestet werden.

Mit der Chromosontherapie kann man dann das Immunsystem stärken und die Nahrungsmitteltoleranz – gemeint sind Nahrungsmittel, nicht Genussmittel – erhöhen, so dass in der Folge Stoffe, die nahrhaft sind und nicht vertragen werden, wie z.B. Weizen oder (Kuh)milchprodukte bei manchen Menschen, im Laufe der Zeit in bestimmten Mengen und Kombinationen möglicherweise besser vertragen werden können.

Und es kommt, wie es in der Ausbildung zum Chromosontherapeuten gelehrt wird: „tout revient à la normale". Alles normalisiert sich wieder.

Neben der Ernährung spielen auch ein gesunder Lebensstil mit genügend Bewegung, genügend frischer Luft und Momenten der Muße zum Stressabbau bei Gesunden wie bei Kranken eine wichtige Rolle.

Die Chromosontherapie als Ordnungstherapie kann hier vor allem durch eine Analyse der energetischen Struktur des Menschen helfen, Probleme herauszufinden und Zusammenhänge zu verstehen, um dann mit Hilfe der Behandlungen den Menschen energetisch ins Gleichgewicht zu bringen und so z.B. Stress- und Frustessen zu reduzieren oder ganz zu vermeiden.

Mit dem Menschen verhält es sich doch eigentlich wie mit dem Auto – des Deutschen liebstes Kind, wie es mitunter heißt - : Das Auto wird betankt, damit es fährt, und erhält auch regelmäßige Pflege und Wartung, damit es funktioniert. Auch der Mensch braucht „Kraftstoff" in Form von gesunden, möglichst biologischen Nahrungsmitteln sowie eine regelmäßige Pflege und „Wartung", damit er gut „funktionieren" kann.

FAZIT: CHROMOSONTHERAPIE ALS PRÄVENTION

Wie oben beschrieben, kommen Menschen meist mit einem konkreten Problem, mit konkreten Beschwerden in die Praxis, die sie aus ihrem natürlichen Gleichgewicht gebracht haben und die sich nun in Form von Störungen äußern und sich als Folgen eines entstandenen Stresses, eines entstandenen Ungleichgewichts manifestieren.

Diese Ungleichgewichte und Störungen liegen im Allgemeinen entweder auf der Körperebene oder sind nervlich bedingt. Oder es handelt sich um psychosomatische Krankheiten oder um emotional-psychische Beschwerden oder – oft bei Kindern – um Probleme im Bereich des Lernens und der Konzentration.

Zur Behandlung mit dem Chromoson kommen auch Eltern mit Kindern, die die Diagnose ADS oder ADHS erhalten haben, doch auch Menschen mit multimorbiden Beschwerdebildern.

Wenn die Beschwerden therapiert, gelindert und/oder behoben sind, gibt es verschiedene Möglichkeiten. Der Klient kann aufhören mit der Therapie und wiederkommen, wenn er wieder irgendein Problem oder irgendwelche Beschwerden hat.

Oder aber er kann präventiv und zur „Auffrischung", d.h. zur Aufrechterhaltung des erreichten Gesundheitszustandes, in größeren Abständen wiederkommen, was natürlich der vernünftigere Weg wäre, also vorzubeugen anstatt abzuwarten, bis ein neues Problem entsteht.

Es empfiehlt sich, je nach Stress und Belastungen, alle vier bis sechs Wochen eine Aura-Behandlung als Gesundheitsprophylaxe durchzuführen. Dies kann dazu beitragen, einen guten allgemeinen Gesundheitszustand zu erhalten.

Sofern vorhanden, empfiehlt sich zusätzlich dazu auch eine Chromoson-Saunabehandlung für diejenigen, die die Sauna mögen und gut vertragen. Auch dies ca. alle 4-6 Wochen.

Wenn Gesundheitsstörungen auftreten, z.B. ein saisonal bedingter grippaler Infekt, eine Prellung beim Sport etc., kann dann wieder ein anderer Therapierhythmus, z.B. 1-2mal pro Woche, gewählt werden, um die akuten Beschwerden zu behandeln.

Viele Störungen sind bereits einige Zeit, bevor sie sich im Röntgenbild oder in Laborwerten etc. niederschlagen, energetisch feststellbar. Daher würde es sich anbieten, einen Menschen ganz individuell schon präventiv zu behandeln.

So könnte der Mensch in seiner Ganzheit von Körper, Seele und Geist gestärkt und gekräftigt werden.

Die Chromosontherapie bietet hier die Möglichkeit, die Gesundheit des Menschen aufrechtzuerhalten, indem sie den Energiehaushalt ins Gleichgewicht bringt oder ihn durch regelmäßige Behandlungen im Gleichgewicht hält und den Menschen regelmäßig energetisch wieder auflädt, so dass er auftanken und dadurch oftmals ein Krankheitsgeschehen vermeiden kann.

Eine solche energetische Harmonisierung würde den Krankenkassen viele Kosten und dem Individuum viel Leiden und viele Beschwerden ersparen können.

Wenn ein mündiger Klient/Patient die Verantwortung für sich und seine Gesundheit übernimmt und nicht erst dann reagiert, wenn „das Kind in den Brunnen gefallen" ist und zur Wiederherstellung der Gesundheit nicht nur viel mehr Zeit nötig ist, sondern auch viel höhere Kosten, z.B. durch Krankheits- und Fehlzeiten, anfallen.

Zudem sind, wie oben beschrieben, aufgrund der Heliosmeteranalyse energetisch gesehen Probleme und Prädispositionen früher feststellbar und könnten dann schon einmal präventiv und individuell behandelt werden.

Der entsprechende Bereich, das entsprechende Organ oder System mit seinen Komponenten könnte durch Energiezufuhr aufgebaut und wieder in seiner Funktion gestärkt werden, was sowohl für die Gesundheit des Betroffenen als auch für die Krankenkassen sinnvoll und noch dazu zeit- und kostensparend wäre.

Der Königsweg – Chromosontherapie als Entwicklungsweg

Wie ein Sportler eine bestimmte Kleidung und Ausrüstung benötigt, um einen bestimmten Sport betreiben zu können, oder ein Astronaut, der zum Mars fliegen will, eine bestimmte Ausrüstung braucht, so benötigt auch der Mensch eine bestimmte Ausrüstung, eine bestimmte Hülle, um hier auf diesem Planeten Erde leben zu können.

Diese Hülle ist unser Körper.

Doch dieser Körper umhüllt und umgibt nur unseren Wesenskern – Geist und Seele -, wobei die Seele das Programm vorgibt, das der Mensch auf der Erde zu durchlaufen hat, dies an den Geist weitergibt, der dann daraus, gleichsam wie ein Baumeister, den Körper herstellt (Seele = Bauplan, Geist = Baumeister), wie es in der Lehre der Chromosontherapie und in den Büchern von Père *Michel Galloo* heißt.

So gesehen ist es klar, dass es am wichtigsten ist, diesen Wesenskern zu behandeln, und nicht nur, wie in der konventionellen Medizin üblich, den Körper allein bzw. gar nur dessen Einzelteile.

Natürlich muss man den Körper behandeln, wenn er krank oder – z.B. durch einen Unfall – lädiert ist. Doch dahinter stehen Geist und Seele, die die eigentliche Essenz eines menschlichen Wesens darstellen. Damit ein Mensch sich weiterentwickeln kann, muss man diese Essenz behandeln.

Die Chromosontherapie bietet dazu mit der Behandlung von Emotionen, Sinnen, Charakter, mentalen Fähigkeiten sowie den verschiedenen ätherischen Körpern eine ideale Möglichkeit, denn, wie es heißt, ist der Mensch die wohl schönste Schöpfung Gottes, von außen betrachtet, doch in ihm stecken Emotionen, die zu behandeln und umzuwandeln es gilt.

Die Aufgabe des Menschen auf der Erde ist es, sich weiterzuentwickeln.

Mit Hilfe des Heliosmeters ist es möglich, die energetische Struktur eines jeden Menschen zu analysieren.

Mit Hilfe der Chromosontherapie kann man ihm dann helfen, an Schwächen und negativen Eigenschaften zu arbeiten und dadurch seine positiven Eigenschaften stärken.

So kann man ihn auf seinem ganz individuellen Entwicklungsweg unterstützen und ihm bei seiner Entwicklung helfen, wie es in der Philosophie der Chromosontherapie heißt.

Es gibt Klienten, die die wohltuende Wirkung der Chromosontherapie intensiv spüren und um die wohltuende Wirkung auf ihr Wohlbefinden wissen und diese nicht mehr missen möchten.

Diese Klienten möchten oftmals gerne weitermachen mit der Therapie und weiter an sich und ihrer Befindlichkeit arbeiten und die Chromosontherapie für ihre eigene Weiterentwicklung einsetzen.

Sie sehen die Chromosontherapie an als das, was sie eigentlich ist, nämlich ein Entwicklungsweg.

In diesem Falle wird der Therapeut immer tiefer in der Hierarchie der Programme, der Stärkung und Energetisierung der Körpersysteme und auch in der Behandlung der Emotionen voranschreiten können und nach den üblichen Anfangsprogrammen dann die tiefer gehenden Programme (Meridiane - Sonnen - Odor-Animus - Solar - Odor-Facultas - Odor-Spiritus - Heliosmeterprogramme) durchführen können, um zu dem zu kommen, was eine Klientin einmal in der Praxis meines Mannes in Zürich wie folgt formulierte, als sie gefragt wurde, welches ihre Beweggründe für die Therapie seien: „Ich möchte ein besserer Mensch werden."

Insofern leistet die Chromosontherapie mit ihren Programmen für die Emotionen, die Sinne, den Charakter und die geistig-mentalen Fähigkeiten auch einen wertvollen Beitrag in den Bereichen Ethik und Moral.

Man erkennt wieder, was Gut und Böse, was Richtig und Falsch ist, und kann selbst verantwortlich über sein Handeln entscheiden und wird seinem Mitmenschen, seinem Nächsten, nicht antun, was man selbst nicht angetan haben möchte.

Zur Philosophie der Chromosontherapie

„Erfinder" der Chromosontherapie und Erbauer des Chromoson Perpetuum Robur® war Père Michel Galloo (1940-2001). Er hat, wie es einmal in einer Mitteilung an die Chromosontherapeuten hieß, „eine Methode für künftige Generationen" ins Leben gerufen bzw., wie es auch heißt, eine sanfte Therapiemethode für das 21. Jahrhundert.

DESIDERATA

Eine vermehrte Integration der Chromosontherapie im Gesundheitswesen allgemein sowie in der Naturheilkunde speziell könnte aus unserer Sicht das Gesundheitswesen nicht nur finanziell sehr stark entlasten, sondern zudem auch einen unschätzbaren Beitrag zur „Volksgesundheit" und zu einer positiven Entwicklung und Entfaltung der Persönlichkeit leisten.

In dieser Zeit des beginnenden 6. Kondratieff[14] scheint Gesundheit und deren Aufrechterhaltung auch eines der bestimmenden Themen zu sein bzw. zu werden.

Es werden Überlegungen in Richtung Gesundheit und Prävention angestellt werden müssen, um Kosten zu sparen.

(Im Vergleich zu anderen europäischen Ländern liegen die Kosten bei Krankenversicherungen in Deutschland um ein Vielfaches höher, ohne dass dies zwingend bedeuten muss, dass die Qualität auch um ein Vielfaches besser ist, oder umgekehrt ausgedrückt, dass die Qualität der Krankenversorgung in anderen Ländern schlechter sein muss.).

In diesem Zusammenhang wird aus unserer Sicht der Chromosontherapie eine wichtige Rolle zukommen, da es sich um eine Ordnungstherapie handelt und die Chromosontherapie vielfältig, geradezu universell, einsetzbar ist.

Außerdem bringt sie gute Resultate und leistet somit einen wichtigen Beitrag zur „Volksgesundheit" und lässt sich zudem mit manchen anderen naturheilkundlichen Verfahren gut kombinieren und kann mitunter deren Wirkung verstärken und vertiefen.

Ebenso könnten auch der ganze Präventiv- und Rehabilitationsbereich in Form von Wellness und Medical Wellness, doch auch die Bereiche Naturkosmetik und Sportmedizin von dem Einsatz der von einem geschulten Chromosontherapeuten durchgeführten Chromosontherapie profitieren.

In vielen Fällen kann eine Behandlung mit dem Chromoson begleitend und vertiefend zu einer anderen Therapie eingesetzt werden.

Die andere wichtige Grundlage ist die energetische Struktur des Menschen, wie sie sich auf dem Heliosmeterblatt darstellt. Unter Berücksichtigung und mit Hilfe von ärztlichen Diagnosen sowie der Erkenntnisse aus der Heliosmeteranalyse kann der erfahrene Chromosontherapeut dann seine Behandlung ganz gezielt durchführen.

Sinnvoll wäre aber aus unserer Sicht eine ergänzende Zusammenarbeit zwischen Schulmedizin und Naturheilkunde.

Denkbar ist der Einsatz der Chromosontherapie in Naturheilpraxen, Gesundheitszentren, Kliniken, Rehakliniken, Schmerzkliniken, Seniorenheimen, Hospizen, aber auch Wellnesscentren, Kosmetikstudios etc.

Sinnvoll wäre auch eine Zusammenarbeit mit Arzt-, Zahnarzt-, Physiotherapie-, Logopädie-, Ergotherapie- und auch Psychotherapiepraxen, und selbst die eines Chirurgen mit einem Chromosontherapeuten oder einem Heilpraktiker, der die Chromosontherapie praktiziert.

In all diesen Bereichen könnte eine Zusammenarbeit aus unserer Sicht gut realisiert werden, zum Vorteil des Klienten/Patienten.

Der kreativen Weiterentwicklung dieser Ideen sind kaum Grenzen gesetzt.

Denn nur, wenn der Mensch holistisch behandelt wird, kann Behandlung erfolgreich sein.

Und da viele Menschen Tiere in ihrem Umfeld oder in Ihrem Haushalt haben und oftmals mit ihren Tieren auch sehr eng verbunden sind, so wäre auch die Möglichkeit eines Therapiezentrums, in dem Menschen und Tiere mit den verschiedenen Chromosons behandelt werden können, eine interessante Option.

Worte von Maître Philippe de Lyon

Um zu begreifen, was unter Gesundheit und Krankheit eigentlich zu verstehen ist, müsste man die Bücher von Père Michel Galloo, dem Urheber der Chromosontherapie, genau lesen, wo es wieder, wie auch früher schon bei Maître Philippe de Lyon, heißt:

Wenn unsere Seele nicht krank wäre, wäre unser Körper es auch nicht.[15]

Die Behandlung des Körpers, wie sie in der Schulmedizin erfolgt, ist nur ein Teilbereich der medizinischen Versorgung, der wiederum noch aufgeteilt ist nach bestimmten Körperteilen und Organen.

Um den „ganzen" Menschen zu behandeln, ist eine ganzheitliche, holistische Sichtweise notwendig, wie sie in der Naturheilkunde, beim Heilpraktiker, ebenso wie in der Chromosontherapie herrscht und praktiziert wird.

Die Chromosontherapie scheint uns noch einen Schritt tiefer zu gehen und umfassender zu sein, indem sie nicht nur die Ursache einer Krankheit, sondern den Entstehungszusammenhang, die „energetische Struktur" eines Menschen betrachtet und in die Behandlung einbezieht.

Die Ausrüstung für die ganzheitliche – holistische – Behandlungsweise des Menschen ist jetzt da, in Form des Chromoson Perpetuum Robur®. Die Behandlung damit wurde auch schon bei Maître Philippe angekündigt:

„Später wird man dazu kommen, Krankheiten an Tönen zu erkennen und zu wissen, welchen Klang, der einer bestimmten Farbe entspricht, man anwenden muss, um die Krankheiten zu heilen. Das wird sehr einfach sein.“ (3.5.1897)[16]

Anders ausgedrückt: In der Chromosontherapie werden bestimmte Farben mit bestimmten Klängen kombiniert und in Form von natürlichen energetischen Schwingungen dem Körper zugeführt.

Wie erfolgreich und dennoch einfach – und überzeugend in dieser Einfachheit – die Arbeit mit dem Chromoson Perpetuum Robur® ist, haben wir in den 24 Jahren, in denen wir die Chromosontherapie ausgeübt und gelehrt haben, immer wieder von Neuem mit Freude erleben dürfen, wofür wir sehr dankbar sind.

Finis

Fußnoten

[1] Salutogenese - Wissenschaft, die sich mit der Entstehung von Gesundheit befasst.

[2] Galloo, Michel: Homiliae, Monschau 2018, S. 93

[3] Haehl, Alfred: Leben und Worte des Maître Philippe de Lyon, dt. Übersetzung, Westerburg 2009, S. 226

[4] Galloo, Michel: Ecclesia Catholica - Ecclesia principii et finis, Westerburg 2011

[5] Friedrich, Rudolf: Die „Pharmakologie des Drecks". Selyes Lehre von Stress und Anpassungskrankheiten, in: Medizin von morgen, Berlin/Darmstadt 1955

[6] Galloo, Michel: Ecclesia Catholica - Ecclesia principii et finis, Westerburg 2011, S. 42 u. 43

[7] Galloo, Michel: Homiliae, Monschau 2018

[8] Müller, Wolfgang: Wörterbuch deutscher Präpositionen, Berlin/Boston 2013, Band 1, S. 190, Stichwort „Berührung zwischen"

[9] Scheffer, Mechthild, Bach Blütentherapie, München 1981

[10] Informationen über die Angewandte Kinesiologie und den kinesiologischen Muskeltest sind erhältlich bei der DGAK - Deutsche Gesellschaft für Angewandte Kinesiologie e.V., Kirchzarten

[11] Müller, Beatrice Caecilia und Köpfer, Siegfried: Blütenbilder-Seelenbilder, 3. Auflage, Braunschweig 1991

[12] Psychoneuroimmunologie - Interdisziplinäres Forschungsgebiet, das die Wechselwirkung von Immunsystem, Nervensystem und Psyche zum Inhalt hat.

[13] Moerman/Breuß: Krebs, Leukämie und andere scheinbar unheilbare Krankheiten mit natürlichen Mitteln heilen, 17. Auflage, Bielefeld 2014

[14] Nefiodow, Leo: Der 6. Kondratieff, St. Augustin 1997

[15] Haehl, Alfred: Leben und Worte des Maître Philippe de Lyon, dt. Übersetzung, Westerburg 2009, S. 226

[16] dito, S. 137

BILDVERZEICHNIS

Literatur- und Quellenverzeichnis

Das vorliegende Manuskript ist entstanden auf der Basis unserer jahrelangen Mitschriften in zahlreichen Kursen von Radiance International, Belgien, und des EIEHT (European Institute for Education in Holistic Therapy), Schweiz.

Galloo, Michel: ***Ecclesia Catholica – Ecclesia principii et finis***, Westerburg 2011

Galloo, Michel: - ***Homiliae 1994***, Monschau 2018

Haehl, Alfred: ***Leben und Worte des Maître Philippe de Lyon***, dt. Übersetzung, Westerburg 2009

Müller-Braun, Heidrun: ***Erfahrungen mit der Chromosontherapie in der Naturheilpraxis***, Diplomarbeit, Westerburg 2011

Müller-Braun, Heidrun u. Braun, Matthieu: ***Die Chromosontherapie mit dem Chromoson Perpetuum Robur®***, unveröffentlichtes Manuskript

Scheffer, Mechthild: ***Die Bach Blütentherapie***, München 1981

Schwarzwälder, Otto: ***Schriften von Schwarzwälder Naturheilmittel***, Kallmünz, 2014